丁 宗鐵×浜内千波

漢方の知恵で身近な食材をおいしく活用

家族の脳を元気にする
楽うまごはん

医道の日本社
Ido・No・Nippon・Sha

丁宗鐵先生に聞く

食事と睡眠で脳は元気に保てます

一人ひとりが本来もっている自然治癒力を引き出すのが漢方。食生活は重要な柱の一つです。体質をよく見きわめた上で症状に合った食材を選び、長く続けること。そして睡眠を規則正しくとりましょう。

脳は変化し続ける臓器

頭痛やめまい、抑うつ、不眠。ストレス社会の中で、そんなお悩みをかかえている方は少なくありません。また、最近物忘れがひどくなった、認知症になるのではないかと不安な方も多いでしょう。このような脳の不調を、毎日の食事を見なおすことで軽減、また予防していこうというのが本書のコンセプトです。

脳は複雑にして柔軟な臓器。つまり、たいへん「可塑性《かそせい》」に富む臓器であり、さまざまな外部からの刺激によって変化し続けます。

ですから、たとえ脳梗塞を起こしたとしても、良い食生活をしていれば機能の回復が容易になるのです。

例えば認知症には、発症するまでにとても長い予備軍の時期（未病《みびょう》）があります。そのときの生活しだいで発症を遅らせたり、くいとめることも可能なのです。

東洋医学からみた脳に良い食べ方とは？

西洋医学は病気を退治しようとしますが、漢方医学は、人間が本来もっている自然治癒力を引き出し、病気にかかりにくい体質に導こうとします。そのため、必ず一人ひとりの体質に合わせて処方をします。「オーダーメイド治療」とも言われることがあるのはそのためです。

本書のレシピを使いこなすときにも、まず自分の体質を知ることが欠かせません。大まかには「虚《きょ》」と「実《じつ》」という目安に沿っ

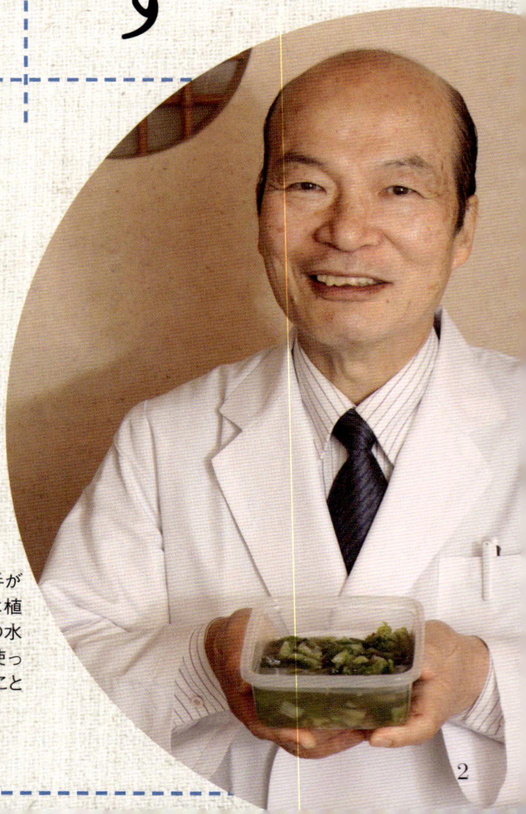

手作り食品もいろいろ手がけている丁先生。これは植物性乳酸菌がたっぷりの水キムチ。この上澄みを使って豆乳ヨーグルトを作ることもできる（p.88）。

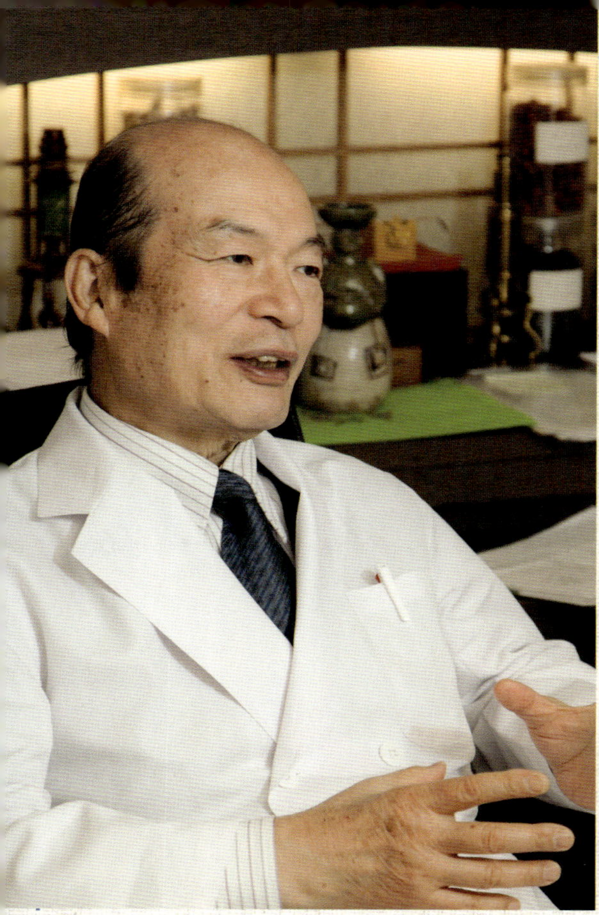

て体質を判定しますが（12ページ参照）、このステップがとても大事です。

自分の体質を知った上で、少しずつでも持続的・継続的に食生活の改善を心がけてください。

漢方には昔から、「摂養《せつよう》」という考え方があり、自分の体質をわきまえてふだんから摂制と養生、休養をすること。その中の大切な柱が食習慣です。摂養に基づく食べ方で最も大事なのは、規則的に食べることです。

「これが脳の活性化によい」と聞くと何か月もそればかり食べ、次に「あれも脳によい」と聞くとまた飛びつく人がいますが、実は、これはいちばんよくない食べ方のひとつなのです。食べる時間や、摂取する頻度はあまり変えない方がよい。週に何回など、規則的に食べることが一番です。

睡眠を大事にしてこそ「良い食事」が生きてくる

そして絶対に忘れてはならないこと。それは、脳の健康にとって最も重要なのは睡眠だということです。どんなに良いものを食べても、睡眠を削ったらまったく意味がありません。睡眠も、毎日の規則性が大事。受験生であっても、決まった時間に寝て、まとまった睡眠をとるのが一番です。

また、読者の皆さんの中には、「脳の活性化」というと、脳の回転が抜群によくなり仕事や勉強が見違えるようにはかどることを想像する方もいるかもしれませんが、それは違います。元気な脳とは、その人の脳が本来もっている機能が健全に保持された状態です。ですから、脳に良い食べものを食べたからといって急に頭がハイパーに活動するわけではありません。

自分で調べ、学び、予防する時代になった

食事は養生的なものを楽しく、おいしく食べることが大事。満足度が高くなければ長続きできません。もし、おいしくないのにがまんして食べているとしたら、それはその料理が自分に合っていないのです。同じ食材でも、調味料や調理法を変えればおいしく食べられることもあります。本書には浜内千波先生の力を得て、いろいろな料理法を紹介しましたので、ぜひ参考にしてください。

情報化社会の現代では、書籍やインターネットを使って、一般の方でも病気や健康の情報にいくらでもアクセスすることができます。「知らなかった」では済まされない時代、自分で調べ、学び、予防する時代になりました。この一冊がその助けとなることを強く願っています。

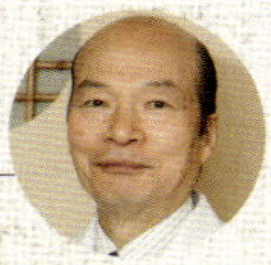

Profile

丁 宗鐵（てい・むねてつ）

1947年東京生まれ。横浜市立大学医学部卒業、同大学大学院医学研究科修了。米国スローン・ケタリング癌研究所客員研究員、北里大学東京医学総合研究所研究部部長、東京大学医学部生体防御機能学講座客員助教授、東京女子医大特任教授などを歴任。日本東洋医学会漢方専門医・指導医。現在、日本薬科大学学長。百済診療所所長。著書に『標準漢方医学入門』（薬事日報社）、共著に『丁先生、漢方って、おもしろいです。』（南伸坊氏との共著・朝日新聞出版）など多数。

浜内千波先生に聞く

ふだんのごはんに「ちょこっと漢方」で

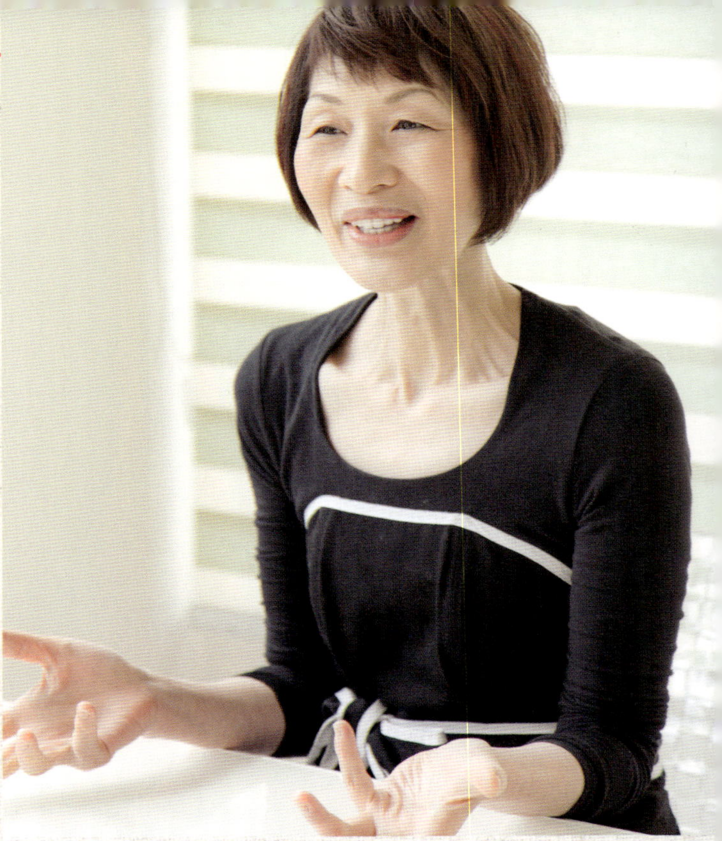

**むずかしく考えすぎず
ふだんの食事にちょっとプラスする
「ちょこっと漢方」をおすすめ。
カンタンレシピを続けることで
身体が変わり、
家庭の味が生まれて育ちます。**

毎日のごはんが命のもと

私は若いころ、鉄分の不足から生理不順になったことがあります。鉄は、微量であっても毎日欠かさずとらなければならないミネラル。食事を見なおして鉄分をとれるよう心がけた結果、自分で治すことができました。

この体験から、「毎日のごはんが命のもとなんだな」と実感しました。漢方の世界には、そのための知恵の蓄積があります。この本はふだんのごはんに気軽に漢方食材や漢方の考え方を取り入れた、「ちょこっと漢方」というテイストで、本当に簡単にできるレシピを紹介させて頂きました。

漢方だからといってかまえすぎずに

漢方というと、難しそうだと思う方が多いかもしれませんね。でも、「中国4000年の歴史!」などとかまえずに、ふだんの食事の「お仲間」として、ご自分や家族の症状や体質に合わせ、まずは身近な食材から漢方的な役割のある食事を作ってみてください。

毎日食べている魚や野菜の力を、漢方の視点から見直してみるだけでも、発見があると思いますよ。たとえば、しょうがは和食でもよく使いますが、そのパワーを漢方の世界ではこんなふうに説明するのか……と学ぶきっかけに、本書がなれば良いですね。

また、くこの実や杏、菊花など美しい食材を使ってみてはどうでしょう。料理に彩りを添えてくれて、しかもおいしく、薬効がある。

一つで良い特徴をたくさん持っているなんて嬉しいですね。
　ストレス社会で知らず知らずのうちに脳が疲れている方も多いはず。ぜひ、かんたんなレシピからチャレンジしてみてください。それを少し続けてみることによって身体に変化があらわれてきたら、楽しくなりますよ。各症状の最初に掲載した「毎日続けられるレシピ」を上手に取り入れてください。

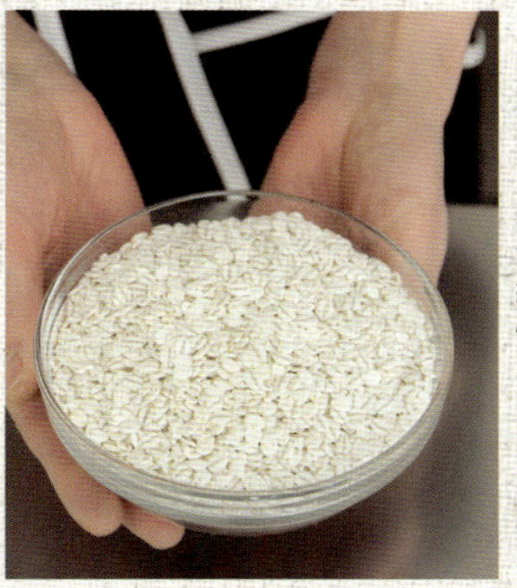

最近いちばん注目している食材、大麦(p.77のレシピで使用)。食物繊維量はお米の10倍、しかも水溶性と不溶性の食物繊維をバランスよく含み、両者の「良いとこどり」ができるのです。腸内環境を整えると同時に血中コレステロール値も下げてくれます。麦ごはんは麦の2倍の水で炊けるので、本書のレシピと一緒に。

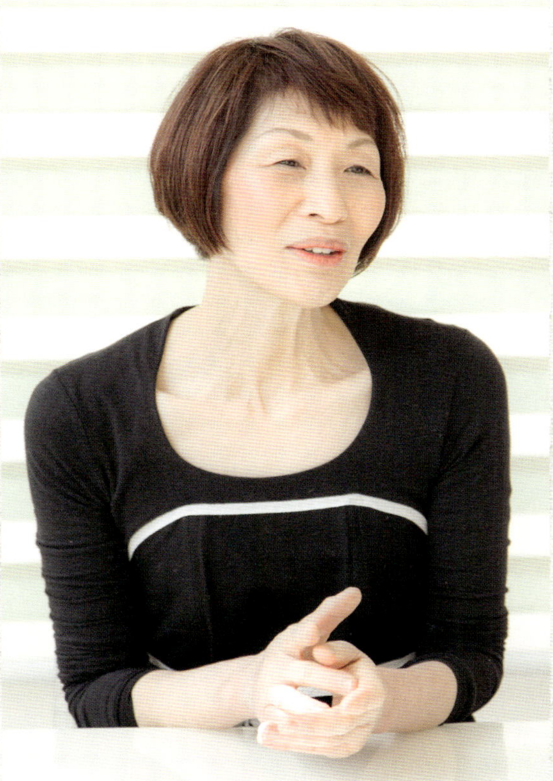

本書のレシピをそれぞれのご家庭の味に

　どんなに体によくても、おいしくなければ続けることはできません。
　私の仕事は作り方の工夫や情報をお伝えすること。それが８割で、あとの２割は皆さんの工夫で、自分やご家族に合った料理にしていただくことで各家庭の味が生まれます。
　食材の取り合わせも、絶対にこれでなければということではありません。季節や体調にもよりますので、細かいところは自分の工夫で、自分なりの「ちょこっと漢方」料理を作っていってください。
　うまみをもつ食材たちを上手に組み合わせたり、香りを意識したり、調味料の組み合わせを考えたり……。料理には無限の可能性がありますね。例えば春菊とピーマンなど、癖のあるものどうしを組み合わせるとかえってお互いが引き立てあい、魅力的な味になったりします。
　家庭料理の真髄は、よけいなものを足さないこと。素材そのものの味を大切にし、体に良い食材をしっかり選び、野菜中心に。そして愛情をもって料理にとりかかることです。
　私のご提案した味がそれぞれの家庭の味になり、それがまた次の世代に受け継がれ、それぞれの食卓が豊かに花開いていったら……。想像するだけでも素敵ですね。心も身体もすこやかに生きるために、毎日の食事をぜひ大事に、大事に。

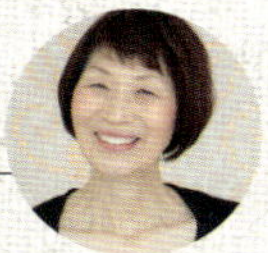

Profile

浜内千波（はまうち・ちなみ）

1955年徳島県生まれ。ファミリークッキングスクール開校。健康を第一に考えた料理を軸にライフスタイルを提案、テレビ、雑誌、書籍、講演などで活躍中。著書に『朝に効くスープ　夜に効くスープ』『365日しっかり朝ごはん』(以上日本文芸社)『PON!今すぐマネシピ　ちなみにヘルシー!!　ベスト&食材活用レシピ編』(ぴあ)など多数。

もくじ

丁宗鐵先生に聞く
食事と睡眠で脳は元気に保てます 2

浜内千波先生に聞く
ふだんのごはんに「ちょこっと漢方」で 4

本書の使い方 8

第一章 身近な食材で脳を活性化しよう！

毎日の食事で脳を活性化しよう！ 10
体質を見きわめる「虚実の証」 12
「食養《しょくよう》」を始めましょう 16
「薬食同源《やくしょくどうげん》」で食材を選ぶ 18
知っておきたい「五臓六腑」 20

第二章 症状別レシピ

脳の活性化・認知症予防 22

毎日続けられる！おすすめレシピ 23
鮭缶のキムチのっけ盛り
さんま缶のくるみサラダ
さば缶のにんにくしょうがのせ

鮭缶のおろしあえ 24
さんま缶と豆腐の煮込み 26
いわしのなめろう 27
うなぎのトマトちらし 28
えびのマリネ 30
鮭とほうれん草のグラタン風 31
山いものとろとろあえ 32
ブロッコリーのツナサラダ 33

うつ・不安 34

毎日続けられる！おすすめレシピ 35
三つ葉ののりあえ
三つ葉とかつおぶしのみそ汁
チンゲン菜のジュース

セロリと鶏胸肉の蒸し焼き 36
あじのたたき 菊花添え 38
春菊とライチのサラダ 39
チンゲン菜とはすの実の煮込み 40
牡蠣のマリネ オレンジ風味 41
三つ葉のさっと煮 42
ゆり根のオイスターソース煮 43

不眠 44

毎日続けられる！おすすめレシピ 45
玉ねぎの酢もみ納豆
玉ねぎのヨーグルトあえ
玉ねぎとトマトのサラダ

すずきのポワレ 野菜添え 46
はつの中華風煮物 48
玉ねぎのみそあえ 49
トマトのじっくり煮 50
ヨーグルトディップ 51

頭痛・めまい 52

毎日続けられる！おすすめレシピ 53
大根おろしのおかかのせ
大根のミルクマリネ
大根の塩もみ ゆずこしょう味

ほたてのステーキ 香草添え 54
あさりとかぶの煮物 56
ピーマンの詰め焼き 57
小松菜と牡蠣のミルク煮 58
大根と蒸しほたての煮物 59

眼精疲労 60
毎日続けられる！おすすめレシピ 61
にんじんの蒸し煮
にんじんのホットサラダ
にんじんと杏とブルーベリーのマリネ
スクランブルエッグ うなぎのソテーのせ 62
鶏レバーの佃煮 64
にんじんのダブル煮込み 65
豚ひれ肉のソテー ブルーベリーソース 66
杏のサラダ 67

肩こり 68
毎日続けられる！おすすめレシピ 69
納豆しょうが
鮭と納豆のあえもの
納豆混ぜ豆腐
いわしのつみれ入りしょうが鍋 70
あじ丼 72
ニラぎょうざ 73
セリのあえもの 74
玉ねぎの蒸し煮 納豆ソースがけ 75

お悩み別おすすめスープ
【アレルギー性鼻炎】れんこんのすりおろし汁 76
【せき】ねぎたっぷり大根おろしスープ 76
【むくみ】エスニックスープ 77
【女性ののぼせ】お茶漬け風スープ 77
【高血圧】シチュー風スープ 78
【食欲不振】オイルサーディンとセロリのスープ 78
【ニキビ】ルバーブとかぼちゃのスープ 79
【二日酔い】カレー風スープ 79
漢方ごはん Q&A 80

第三章 丁先生オリジナルレシピ

① 丁先生流カレーバリエーション
ベジタブルカレー 82
トマトスープカレー 83
簡単カレースープ（カレーキューブの作り方） 84

② 丁先生流漢方的和食レシピ
まいたけとこんにゃくの白あえ 85
豚肉の変わりしょうが焼き 86
洋風きんぴら 87

③ 丁先生の手作り発酵食品
水キムチ 88
豆乳ヨーグルト 88
ヘルシーヨーグルトサラダ 89
豚肉の豆乳ヨーグルト焼き 90

症状別おすすめレシピ索引 91
食材別索引 92

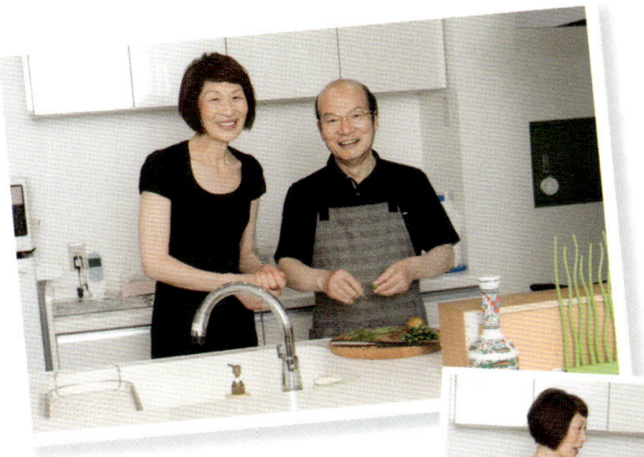
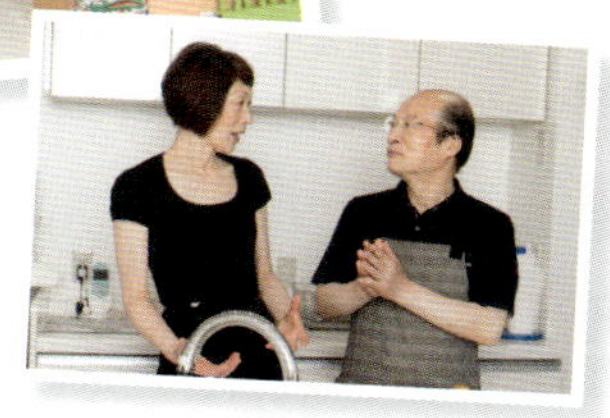

レシピ：
浜内千波（第１・２章）、
丁 宗鐵（第３章）
調理：浜内千波

［本書の使い方］

本書は主に、気になる不調や症状別にレシピが分かれていますが、全品、心身の健康を考えたものになっています。その日食べたい食材や、冷蔵庫にある食材からレシピを選んでも、健康を支えるもとになるので、ご自分の症状以外のレシピも毎日の食卓にぜひ取り入れてください。現在、特に不調がない方や、食生活を改善したい方、受験生の方などには、本書の全レシピをまんべんなくご利用いただきたいと思います。　（丁 宗鐵・浜内千波）

❶タイプ別の養生法

実証・虚証それぞれに向く養生法を紹介します。

❷この症状に良いツボ

ツボは、ゆっくりと息を吐きながら押し、ゆっくりと息を吸いながら離すようにします。主に親指を使い、指のはらの部分で「やや強め（ほどよい刺激を感じる程度）」に押します。「ひと押し3～5秒」でゆっくり離し、数分間断続的にやってみましょう。ツボが身体の左右に存在する場合（身体の真ん中を通る経絡〈任脈、督脈〉上のツボや奇穴以外）は、身体の左右のバランスをとるために、一方だけでなく左右両方刺激しましょう。強く押せばよいというわけではないので、気持ち良いと感じる強さで刺激したり、冷えている場合は温めて下さい。

❸この症状に良い食材

❹この症状に良い市販の漢方薬

虚証・中庸・実証それぞれに向く市販薬です。

❺イチオシ食材

おすすめの食材と、その理由、最適な料理法を浜内先生が紹介します。

❻毎日続けられるおすすめレシピ

イチオシ食材を用いた、特に簡単でおいしいレシピです。

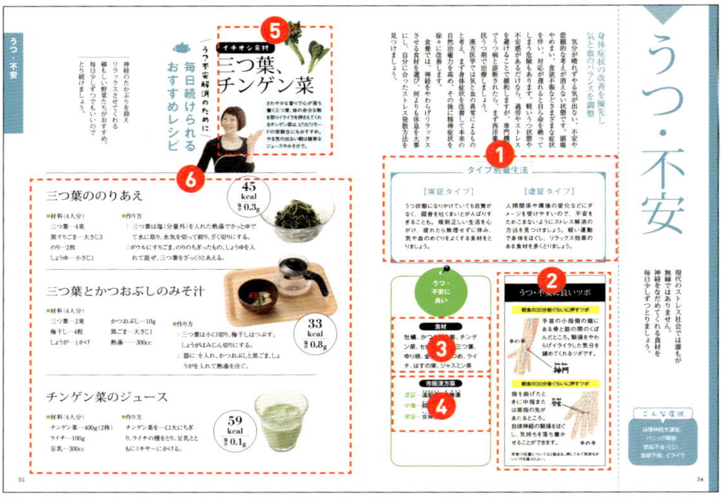

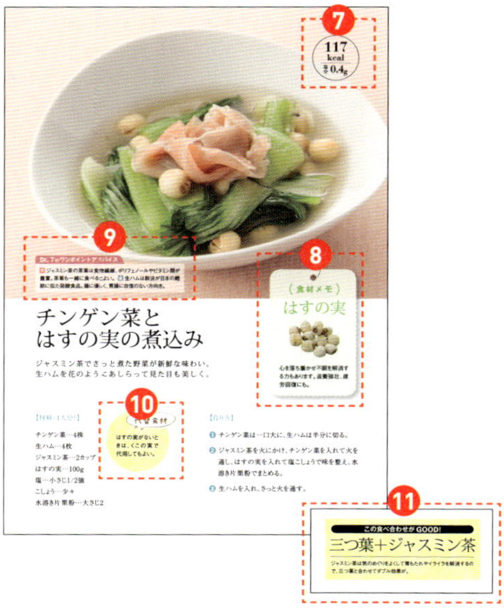

❼総熱量・塩分量

すべてのレシピについて総熱量と塩分量を表示しています。

❽食材メモ

その食材の効能や漢方的に見た特徴などを整理しています。

❾Dr.丁のワンポイントアドバイス

実証・虚証それぞれの方に向けて、このレシピの漢方的なおすすめポイントを丁先生が解説します。

❿代替食材

少々手に入りにくい食材、高価な食材などについては、代わりにおすすめのものを紹介します。

⓫この食べ合わせがGOOD!

このレシピに含まれる良い食べ合わせについて解説します。

第1章

身近な食材で脳を活性化しよう！

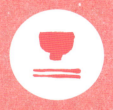

毎日のごはんで脳がイキイキ！
自分に合った養生の仕方を見つけるために
漢方の基礎の基礎を知っておきましょう。

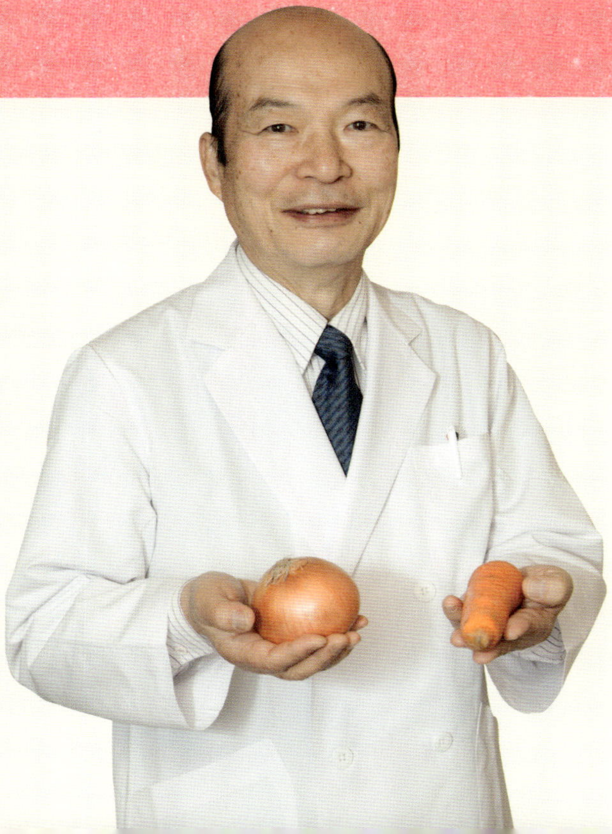

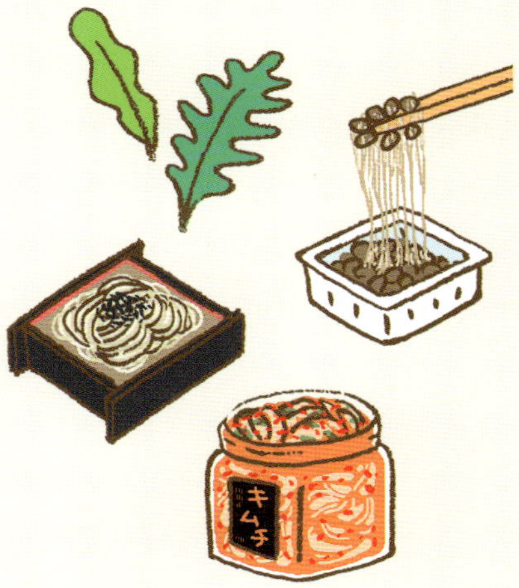

毎日の食事で脳は若返る！

本格的な病気になる前に「未《み》病《びょう》」の段階があります。この時期に食生活を見直して脳の健康を保ちましょう。

気血水のバランスが崩れると病気になる

漢方医学では、健康の最も基本的な要素を「気」「血」「水」と考えています。

西洋医学の概念でいえば、「気」は神経、「血」は循環と内分泌、「水」は免疫にあたります。体が健康なときは、気血水が互いに影響しあい、良いバランスを保って脳を働かせ、体を動かし、心を安定させています。しかし、気血水のどれかが不足したり、めぐりが悪くなったりしてバランスが崩れると、不調が起こると考えられています。

気血水のバランスが崩れた状態とは、体の抵抗力が落ちた状態ともいえます。そうなる原因には、「外因」「内因」「不内外因」の3つがあるとされ、これらの要因が複雑に組み合わされて病気になるのです。その中には食生活も大きく関わっています。

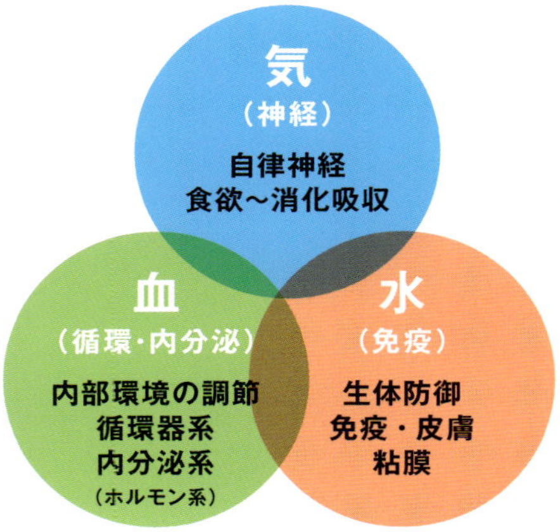

気
（神経）
自律神経
食欲～消化吸収
血
（循環・内分泌）
内部環境の調節
循環器系
内分泌系
（ホルモン系）
水
（免疫）
生体防御
免疫・皮膚
粘膜

【気血水の役割】

人の生命活動は、気と血と水が全身を絶えずめぐることによって成り立っている。気血水のうち一つでも乱れた状態は未病、それ以上だと病気と診断される。

【病気になる3つの要因】

気血水のバランスを乱す要因は、体の中からも外からもやってくる

不内外因

- **外因と内因に分けられない要因**
- **心がけ次第ではコントロールできる**

ケガ・食中毒・事故・偏食・喫煙・運動不足・過度の飲酒・不規則な食事時間

外因

- **季節の変化や環境など外にある要因**
- **個人ではコントロールできない**

住環境・気候の変化・地形・大気汚染・花粉症のアレルゲン・環境ホルモンなど

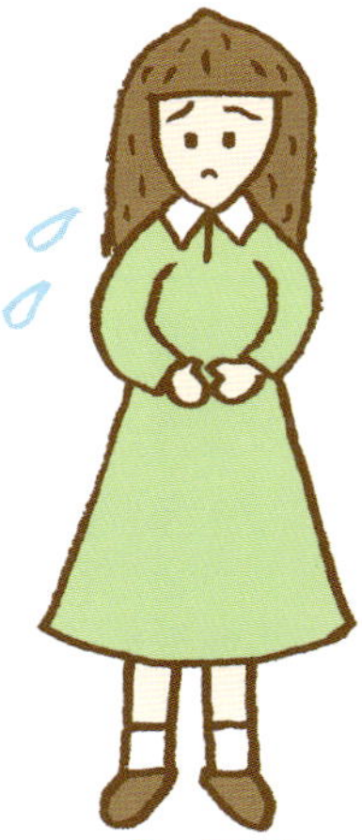

内因

- **感情やストレスなど自分の中にある要因**
- **コントロールがむずかしい**

激しい感情の変化・長期間ある感情に支配された状態

「未病」はボヤ、病気は火事

漢方では、健康な状態と病気の間に「未病」という時期があると考えられています。未病とは、「未だ病気にはなっていないが、健康ではなく、病気へ向かっている状態」です。漢方医学が最も得意とするのは、この状態の治療です。

未病を放置しておくと本格的な病気に進行し、命にかかわる場合も少なくありません。しかし、この段階で漢方薬や鍼灸などの治療を始めたり、食事や睡眠などの生活習慣を見直せば、病気に至らせずに済ませることもできます。

病気を火事にたとえるなら、未病は「ボヤ」のようなもの。ボヤのうちに火事を消しとめれば、無駄に大量の薬を使わなくてすみます。

例えば認知症は、未病の段階が非常に長いということが最近の研究でわかってきています。早い人では30代から認知症の未病状態になるといわれ、手を打つのは早ければ早いほど良いということになります。漢方は未病の解決に実力を発揮する医療であり、その中の大切な柱が食生活なのです。

未病の第一段階を食生活で直す

未病には、大きく分けて２つの段階があります。第一段階は、偏った食生活や運動不足、ストレスなどによる不調です。この段階なら、食習慣の改善や運動、睡眠を見直すことなどで改善できます。

しかしこの段階を放置すると、第二段階では未病と病気の端境期《はざかいき》に入り、明らかな異変が体に起こります。こうなると西洋医学の検査でも数値に異常があらわれ、肥満、高血圧、高血糖など、「生活習慣病予備軍」と呼ばれるようになります。さらに放っておくとメタボリックシンドロームや糖尿病など、本格的な病気になってしまいます。脳の健康のためにも未病の第一段階のうちに、ふだんの食事に気をつけて自然治癒力を引き出したいものです。

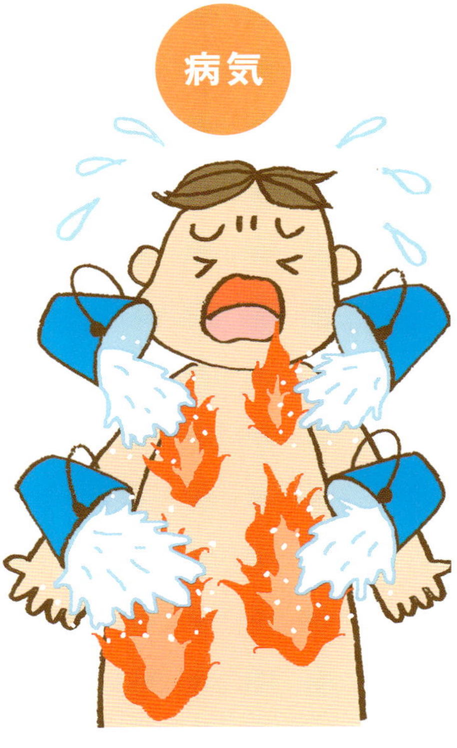

本格的な火事になってしまうと、
水をたくさん使っても消せない

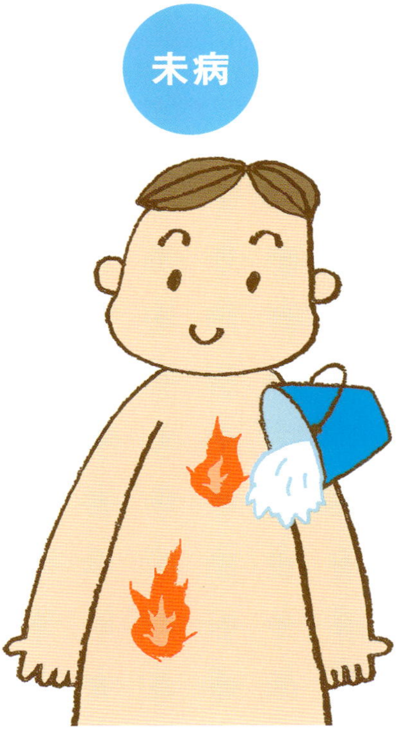

まだボヤなので、少ない水で消火できる

体質を見きわめる「虚実の証」

あなたは実証《じっしょう》、虚証《きょしょう》どちらのタイプに近い？　それをまずチェックしてから食生活の見直しをスタート。

一人ひとりの「証《しょう》」を見きわめる

漢方医学では、脳の病気を直接やっつけるのではなく、患者さんの身体が本来持っている自然治癒力をいろいろな面から高めることによって病気や不調を治したり、防ごうとします。そのため、一人ひとりの体力や病気に対する反応、経過、病気の起こり方などをよく見きわめる必要があります。

これを「証を立てる」といい、中でも大切なのが、体力の有無や抵抗力の強弱で体質を判定する「虚実」という概念です。体力や抵抗力の強弱にとって、「実証」「中庸《ちゅうよう》」「虚証」と分けられます。

実証は体力や気力が強く病気への抵抗力も強いタイプ、虚証は体力・気力が弱く、病気への抵抗力も弱いタイプです。

実証も虚証も未病　望ましいのは「中庸」

でも、実証が良く虚証が悪いというわけではありません。どちらも、偏りすぎという点では「未病」の状態だといえます。治療においては、両者の中間である「中庸」を目指すことが求められます。

中庸は、血圧や体温が高すぎず低すぎず、ホルモンバランスや代謝機能が正常で、最も病気になりにくい状態です。しかし、完璧な中庸という人はほとんどいません。健康体でも、実証寄りの中庸だったり、虚証寄りの中庸だったりします。実は、元気で長生きできるタイプは、中庸からやや虚証寄りの人たちです。

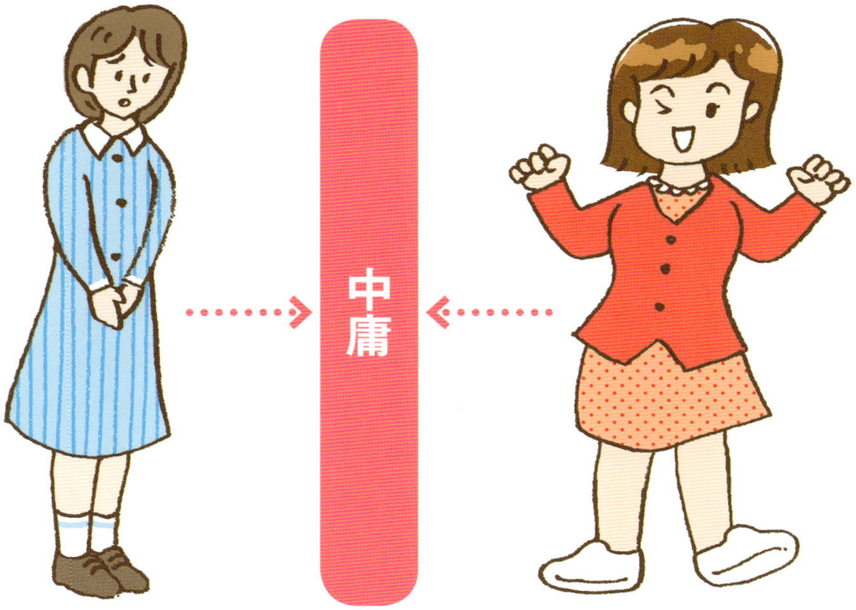

あなたの体質をチェックしてみよう

	質問	実証タイプ	虚証タイプ
1	体型	□筋肉質	□やせ形、または水太り
2	声の出方	□大きい・力強い	□小さい・弱い
3	顔の色つや	□よい	□青白い
4	食欲	□旺盛で、食事が早い	□小食で、食事が遅い
5	疲労	□疲れにくい	□疲れやすい
6	体力／抵抗力	□自信がある／強い	□自信がない／弱い
7	疲労回復度	□早い	□遅い
8	栄養状態	□良好	□不良
9	脈／血圧	□力強い／高め	□細く弱々しい／低め
10	活動性／スポーツ	□積極的／多種	□消極的／観戦のみ
11	着衣	□薄着	□厚着
12	手足の冷え	□なし・冷えに強い	□あり・冷えに弱い
13	飲食の傾向	□冷たいものを好む	□温かいものを好む
14	生活の傾向	□不規則で寝食を忘れることがある	□きわめて規則的
15	徹夜	□翌日もほぼ平気	□できない・徹夜すれば翌日寝込む

判定！

・正確な判定には漢方医の診断が必要ですが、自分でもある程度の傾向はつかめます。
・実証または虚証にチェックを入れた箇所が 10 個以上なら、その証の傾向があります。
・12 個以上ならその証に傾いた未病状態です。

体力に自信があるが、実は危険な

実証タイプ

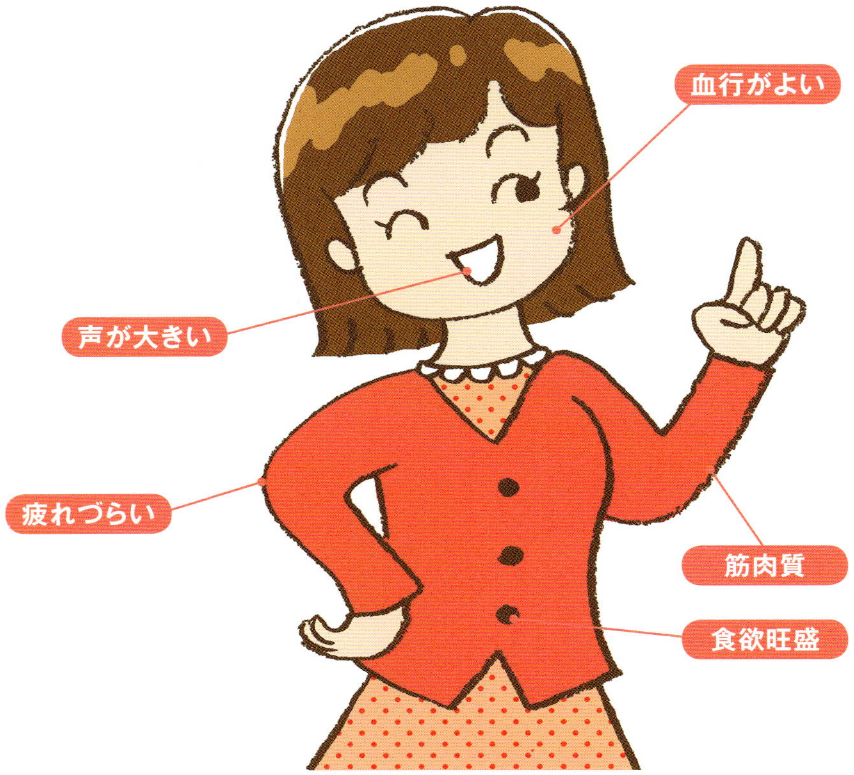
血行がよい
声が大きい
疲れづらい
筋肉質
食欲旺盛

実証はエネルギッシュで声が大きく、顔の色つやがよく、「あの人は元気だな」とまわりに思われるようなタイプです。体型は筋肉質でガッチリした小太りタイプが多いですが、小柄でやせている実証の人も少なくありません。

血圧も体温も高めで、新陳代謝が活発。副腎皮質ホルモンや甲状腺ホルモンの分泌も盛んなのが特徴です。体力・気力ともに旺盛で、病気に対する抵抗力も強いので、風邪などにかかると高熱が出てもパッと直ってしまいます。

一見すると活力にあふれていますが、実証の人は虚証タイプの人より危険です。気力・体力が過剰なために病気を感知するセンサーが弱く、気づいたときには重症化し、突然死に至ることすらあります。漢方では、実証も「未病」の一つとして考えます。自分が実証タイプだと気づいたら、つねにブレーキを意識しながら働き、家族や友人の忠告にも耳を傾けたいものです。

実証タイプがなりやすい病気

動脈硬化、糖尿病、痛風、脳梗塞、認知症、心筋梗塞、腎不全、がんなどの重篤な病気に知らないうちにかかっている。

実証タイプがなりやすい未病

のぼせ、肥満、脂質代謝異常、高血圧、高血糖、メタボリックシンドロームなど。

※赤字は脳の健康のために本書で大きく取りあげた未病・病気

虚証タイプ

体力に乏しいが、重病になりにくい

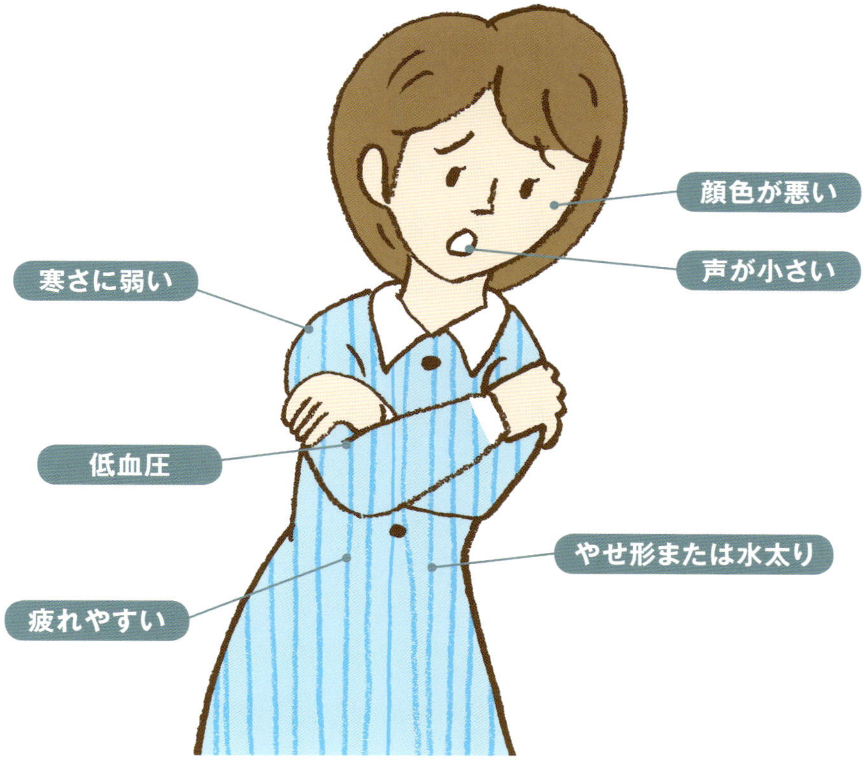
顔色が悪い
声が小さい
寒さに弱い
低血圧
やせ形または水太り
疲れやすい

　虚証は病気に対する抵抗力が弱く、いつもどこかしら体調不良を自覚しているタイプです。顔色は青白く、風邪をひきやすく、ちょっと無理をしたり神経を遣ったりすると寝込んでしまいがちです。体温も血圧も低めで新陳代謝が活発ではないため、汗をかきにくく、冷え性が多いのも特徴です。免疫機能も低いので季節の変わり目ごとに体調を崩してしまいます。性格的にもおとなしく、繊細で傷つきやすい傾向にあります。

　病気に対するセンサーが鋭敏なので、通常の生活をしていれば重病にまで至らせることがありません。家族の介護などで無理をすると、病気になりやすいタイプです。また、体調不良を覚えて病院に行っても、検査で異常なしと判定されるため、あちこちの病院を回っていっそう不安を強める「ドクター・ショッピング」に陥りがちです。しかし、一方、自分のリズムに合わせて規則的に毎日を過ごす人は、虚証傾向の人が多いといえます。

虚証タイプがなりやすい病気

風邪、インフルエンザ、腸炎、結核など感染症、ひきこもり、過敏性腸症候群など自律神経の乱れによる胃腸の病気。

虚証タイプがなりやすい未病

冷え、消化不良、低血圧、貧血、頭痛、不眠、倦怠感、めまい、動悸、吐き気、肩こりなど。精神的ストレスに弱い。

※赤字は脳の健康のために本書で大きく取りあげた未病・病気

「食養《しょくよう》」を始めましょう

食養は漢方医学の中の重要な治療のひとつ。個人個人に合わせて食べ方をデザインします。

中庸に近づけるための食習慣

養生の中で食事のとり方に関するものを「食養《しょくよう》」といいます。治療によって症状が一時的に改善されても、不摂生をすればまたもとに戻ってしまうので、脳の健康のためにも毎日の食事によって徐々に体質を改善し、できるだけ「中庸」に近づけることが大切です。そのために、個々の体質と症状に合わせて食材を選びましょう。

西洋流の栄養学では、食べたものはすべて体内に吸収され栄養になると考えられていますが、漢方医学では、個人によって栄養の消化吸収率は違うとされます。消化できなかったものは体の負担となり、未病の原因になることもあります。

食養の6つのポイント

1 季節の食材を食べる

旬の野菜や魚介類は栄養価が高く、夏には体を冷やすもの、冬には体を温めるものがたくさん出回ります。野菜の比率も高くなるようにしましょう。

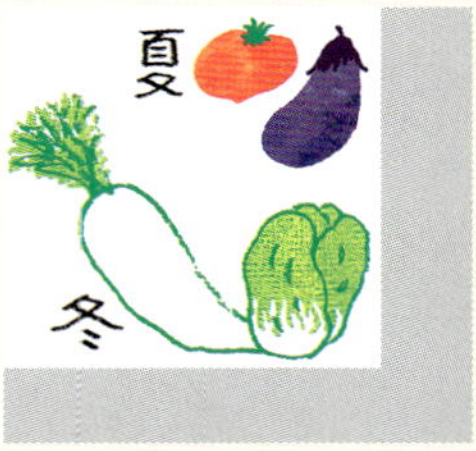

2 よくかんで食べる

よくかむと、だ液の分泌が盛んになり、消化を促進します。また、かむことによって満腹中枢が刺激されるため、過食を未然に防ぐことができます。

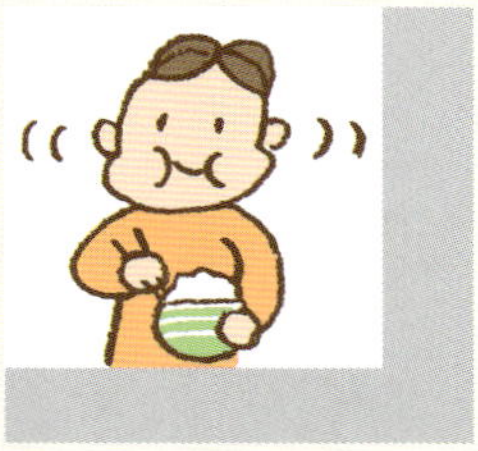

3 食べる時間を一定にする

食事の時間を一定にすると、その時間になれば体が消化液を分泌し、消化がスムーズに行われるようになります。

4 冷たいもののとりすぎを控える

冷たい食べもの・飲みものは体を冷やし、消化を悪くして新陳代謝を妨げ、免疫力を下げます。野菜も基本的には生より火を通して食べましょう。

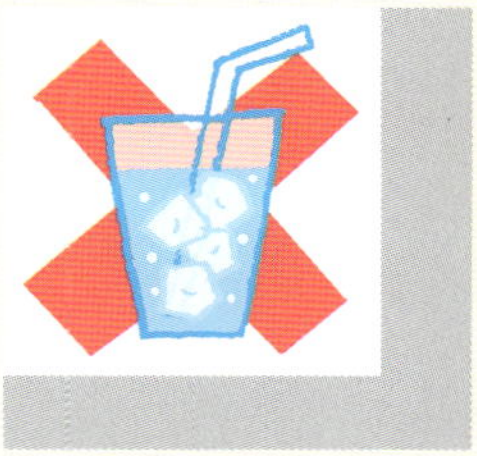

5 五味のバランスをよく

酸・苦・甘・辛・鹹の五味〈p.19参照〉がバランスよく揃った献立を心がけましょう。薄味の和食を中心とし、多品目とるようにするとよいでしょう。

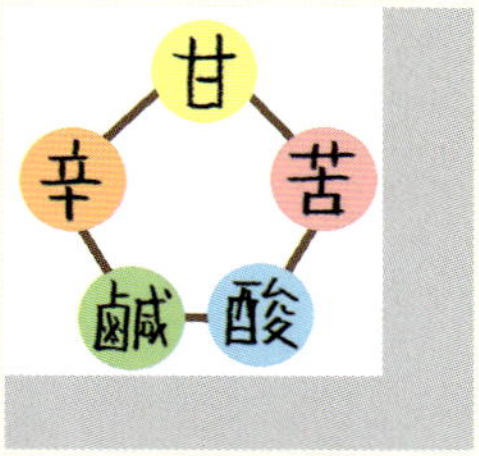

6 寝るときはおなかを空に

寝る前に食べると食べたものが消化されず、胃に強く負担をかけます。食事は腹八分目を心がけ、寝る前に食べるのはやめましょう。

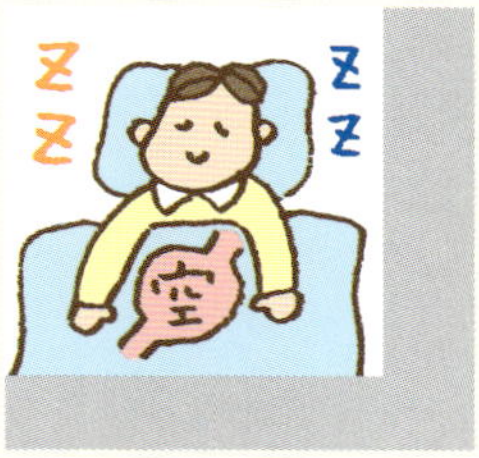

体質に合った食養

実証タイプの食養

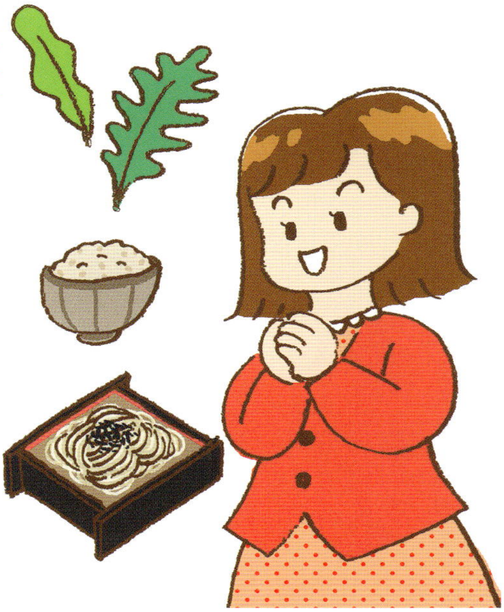

消化吸収能力が高く、油っぽい料理でも胃がもたれたりすることが少ないため、知らず知らずのうちに過食しやすく、高脂肪・高たんぱくの食事になりがちです。炭水化物や糖質を控え、食物繊維をたっぷり含み、消化するのにエネルギーが必要なものや、体から余分なものを出す効能のある食材を進んでとりましょう。胚芽米や玄米、海藻、こんにゃく、きのこが良い代表です。

おすすめ食材

胚芽米、玄米、きのこ類、大麦、海藻など
繊維を多く含み消化にエネルギーがいるもの

虚証タイプの食養

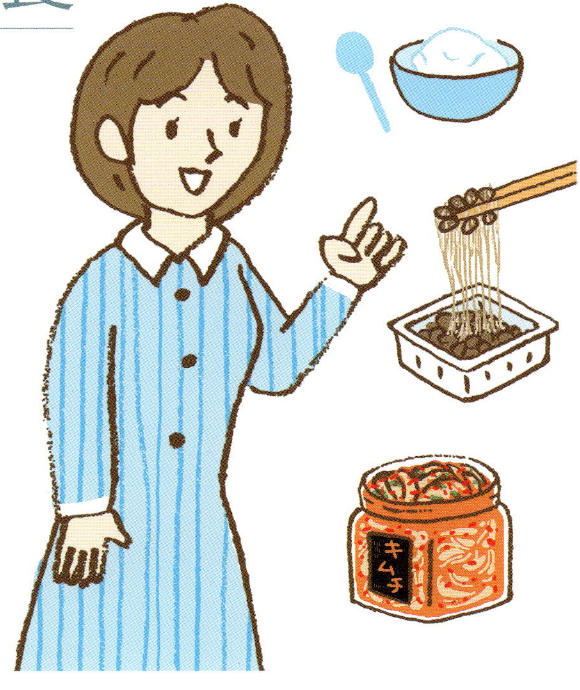

体が冷えやすく消化力も低いので、暖かくて消化のよいものが向きます。温熱性でややスパイシーな食材を選び、調理法も温かいものにしましょう。発酵食品は腸を整えて全身免疫を高めるのでお勧めです。

また、虚証タイプの人はどんなものでも食べすぎないようにすることが大事。消化をよくするためには、決まった時間に食べると良いでしょう。体がそれを覚えていて、あらかじめその時間になると消化液を分泌し、消化がスムーズに行われるようにしてくれます。

おすすめ食材

納豆、ぬか漬け、キムチ、ヨーグルト
などの発酵食品、温野菜、根菜

体を温める・冷やす食材

食材には体を温めるものと冷やすものがあり、温めるものを「温熱性」、冷やすものを「寒涼性」、どちらでもないものを「平性」といいます。実証の人は寒涼性のものを、虚証の人は温熱性のものを中心にとりましょう。それぞれの食材についてはp.19を見てください。

「薬食同源《やくしょくどうげん》」で食材を選ぶ

「漢方」ごはんだからといって特別に考える必要はありません。毎日の積み重ねが大切なのです。

食事が薬の代わりになる

「薬食同源《やくしょくどうげん》」とは、食事が薬の代わりになるということ。つまりそれぞれの不調に合わせて毎日の食生活を整えることにより、未病が病気になるのを防ぐことです。

これを実践するのが今、「薬膳」とよばれているものです。冷えやすい虚証の人は温かく消化の良いものを食べるというように、体質に合わせた食材を選び、調理法を工夫します。

薬膳、つまり「漢方」ごはんというと、高価で特別な食材がないとできないと思われるかもしれませんが、そんなことはありません。普通の野菜や肉類、魚介類が中心です。本書では、食材は普通のスーパーで手に入るものだけに限定し、調理法もふつうの家庭料理の範囲内です。ただし、症状ごとに漢方の考え方で効能のあるものを選び、その良さを引き出す調理をしています。

食材選びにおいては、体質と症状のほか、左ページの「四気」と「五味」の分類を参考にします。体は季節の変化に敏感に対応しますので、旬の食材を選ぶことも大事です。薬食同源の生活をしていれば、徐々に体がそのとき必要とするものがわかるようになっていきます。

脳に良いものは腸にも良い

また、脳についていえば、脳を動かしているのはアドレナリン、アセチルコリン、ドーパミンなどの物質ですが、それらを作っているのは脳ではなく、腸であることが近年の研究によって明らかになってきました。したがって脳に良い食材とは、イコール腸にも良いものと考えられます。このこともぜひ覚えておいてください。

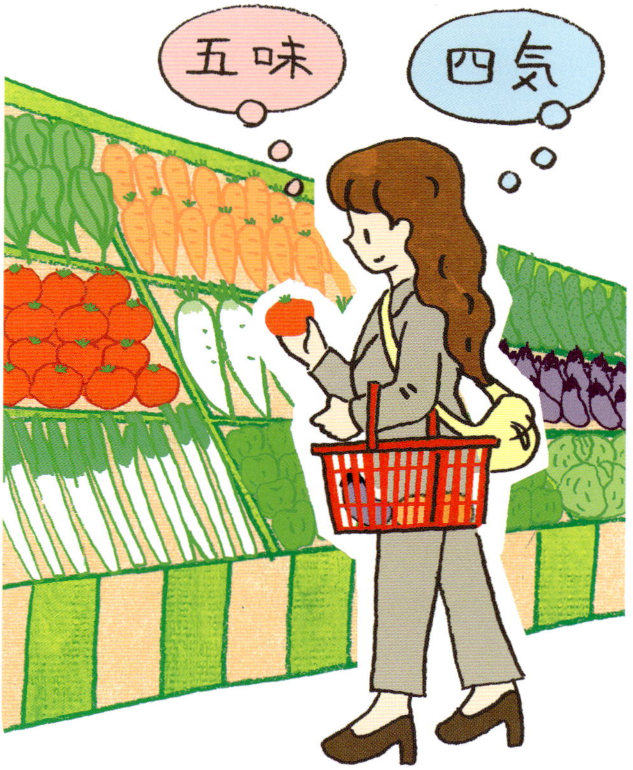

四気による食材の分類

「四気」は食材が体を温めたり冷やしたりする力によって分類したものです。
体質や症状、季節によってどれを選ぶか判断します。

四気	寒性	涼性	（平性）	温性	熱性
作用	体の熱を冷ます（のぼせ症、高血圧に）	体の熱をやや冷ます	冷ますことも温めることもしない	体を温め、冷えを取る	体をよく温めて冷えを取る（貧血、低血圧、冷え症に）
主な食材	砂糖、海草、なす、アスパラガス、トマト、あさり、きゅうりなど	小麦、レタス、セロリ、みかん、いちご、カモ肉、牡蠣、牛乳、セロリなど	米、鶏肉、きのこ類、じゃがいも、大豆、さんま、ほたて、豚肉など	大麦、ニラ、ねぎ、にんにく、にんじん、まぐろ、牛肉、鮭、鱈など	にんにく、こしょう、山椒、とうがらし、シナモン、羊肉など

五味による食材の分類

「五味」は食材を味によって分類したものです。
同じ味ばかりに偏りすぎないよう注意しましょう。

五味	酸味	苦味	甘味	辛味	鹹味（塩味）
作用	汗のかきすぎや下痢など、漏れ出るものを止める	余分な熱を冷ましたり、取り除いたりする	胃腸の働きを整え、体力を増強する	体を温めて気血のめぐりをよくし、発汗を促す	便秘の解消など、固いものをやわらかくする
主な食材	梅、レモン、りんご、キウイ、ヨーグルトなど	ゴーヤー、レタス、セロリ、ぎんなんなど	もち米、キャベツ、じゃがいも、牛肉、鶏肉、レバーなど	ねぎ、ニラ、ピーマン、しょうが、にんにくなど	かに、牡蠣、いか、しじみ、のり、昆布など

調理法の温冷

調理法にも体を冷やすものと温めるものがあります。

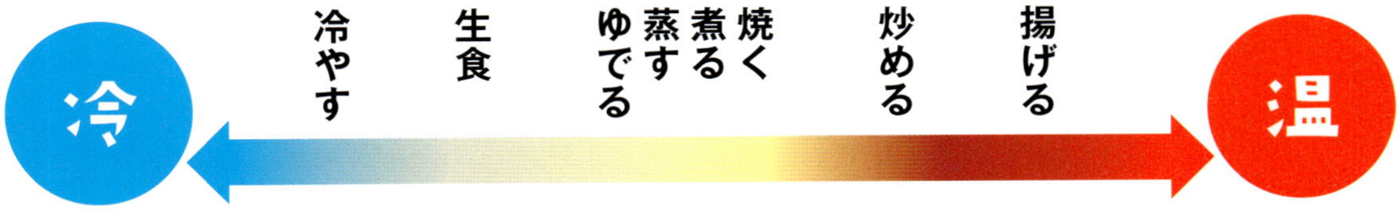
冷
冷やす
生食
ゆでる
蒸す
煮る
焼く
炒める
揚げる
温

知っておきたい「五臓六腑」

人体は、五臓と六腑が互いに影響し合いながら働いていると考えられています。

五臓と六腑は表裏の関係

漢方では人体を、「肝・心・脾・肺・腎」の五臓と、「胆のう・小腸・胃・大腸・膀胱・三焦」の六腑に分けて考えています。

五臓と六腑は表裏のような関係で、五臓は体に吸収した栄養から「気血水」を生み出して蓄えるところ、六腑は食べものを消化吸収して不要なものを排出するところと考えられています。肝は胆のう、心は小腸というように、五臓と六腑が深く影響を及ぼし合って働きます。

本書でも、食材を解説する際に「五臓」の概念を用いているところがありますので、よくわからないときは下の図を参考にしてください。

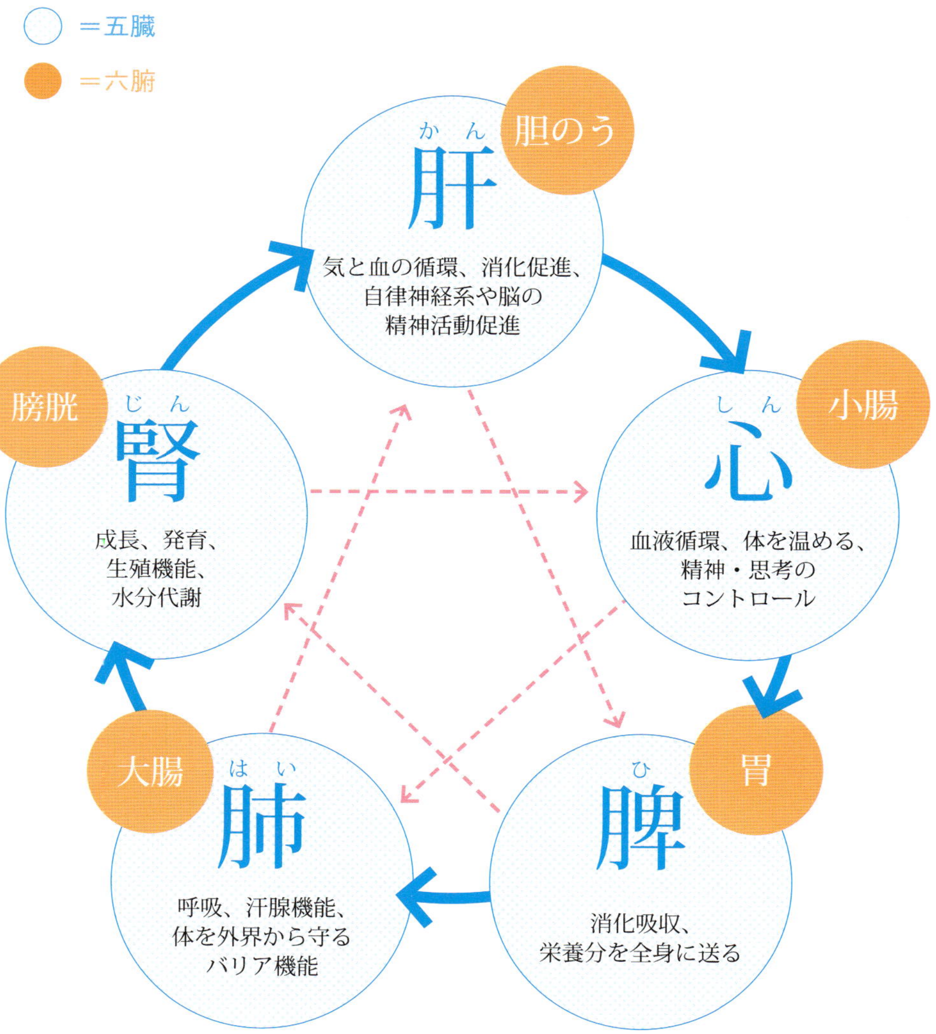
＝五臓
＝六腑
肝《かん》
胆のう
気と血の循環、消化促進、
自律神経系や脳の
精神活動促進
心《しん》
小腸
血液循環、体を温める、
精神・思考の
コントロール
脾《ひ》
胃
消化吸収、
栄養分を全身に送る
肺《はい》
大腸
呼吸、汗腺機能、
体を外界から守る
バリア機能
腎《じん》
膀胱
成長、発育、
生殖機能、
水分代謝

※矢印は臓腑の関係性を示している。
※六腑の中の「三焦」は、現代解剖学に相当する臓器がない。
※五臓には脳に該当する臓器がないが、古代中国ではまだ脳という概念がなく、各臓器が分担して感情や思考をコントロールすると考えられていた。

第2章

症状別レシピ

症状に合った食材を選んで作り、
じっくりと味わって食べてみましょう。
豪華に見えても手順は簡単。

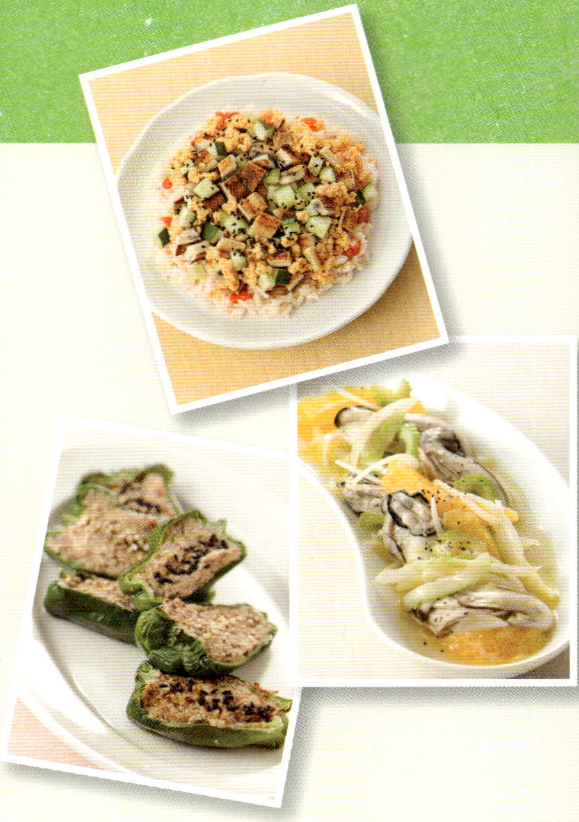

脳の活性化・認知症予防……22

うつ・不安……34

不眠……44

頭痛・めまい……52

眼精疲労……60

肩こり……68

お悩み別おすすめスープ……76

脳の活性化・認知症予防

気と血のバランスを整えるために、青魚とさまざまな薬効をもつ食材を組みあわせて。

こんな症状

物忘れ、記憶力・理解力・判断力の低下、意欲の低下、見当識障害、抑うつ状態、妄想、暴力的になる

早期発見・早期治療が肝心 ふだんの食生活で予防を

認知症には「脳血管性認知症」「アルツハイマー型認知症」「レビー小体型認知症」などがありますが、どれも脳の神経細胞が侵されることで認知機能が衰えた状態です。漢方では、認知症の原因を「気と血の乱れ」ととらえ、気と血のバランスを改善させることで脳を活性化し、認知症の周辺症状をやわらげます。

認知症は早期発見・早期治療が肝心。食生活上の注意が予防につながります。認知症予防や脳の活性化には、良質のたんぱく質とビタミン・ミネラルをバランスよく取り、よく噛んで食べること。とくに、脳の働きを活性化するEPA・DHAが豊富な青魚と、血のめぐりをよくする様々な食材を組みあわせるのが最適です。受験生にも特におすすめ。

タイプ別養生法

【実証タイプ】

活力があるだけに、未病の状態になっても自分では気づかないことが多いもの。脳の活性化のためには仕事や運動の際、脳や体に疲労が蓄積しないよう定期的に休憩を入れてください。過度の飲酒や暴飲暴食も控えて。

【虚証タイプ】

外出がおっくうで社会との接点が狭まりがち。体を温め、血のめぐりをよくする食材をとるとともに、趣味などを通して良い人間関係を保つよう努めましょう。適度な運動も大事。

認知症予防、記憶力・集中力アップに良い

食材

いわし、さんま、あじ、さば、鮭、えび、山いも、ゆり根、ブロッコリー、なつめ、くこの実、くるみ、黒ごま、黒きくらげ、キムチ

市販漢方薬

虚証…加味温胆湯《かみうんたんとう》、補陽還五湯《ほようかんごとう》、小続命湯《しょうぞくめいとう》
中庸…八味地黄丸《はちみじおうがん》
実証…黄連解毒湯《おうれんげどくとう》

認知症予防、集中力・記憶力アップに良いツボ

パソコン作業、勉強、読書などの前後に押すツボ

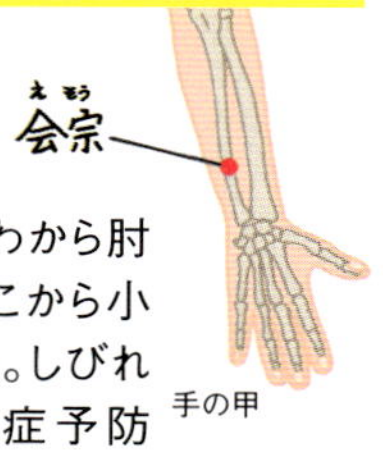

手首にできるしわから肘へ指3本分、そこから小指側に指1本分。しびれやふるえ、認知症予防に。

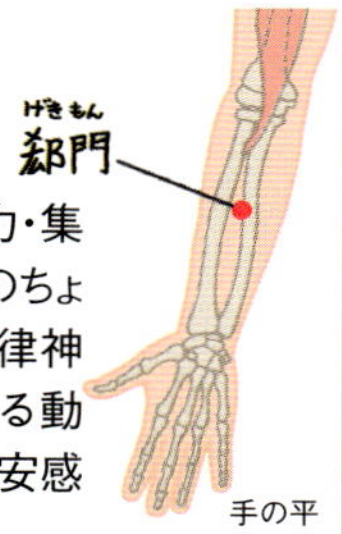

認知症予防、記憶力・集中力アップに。前腕のちょうど真ん中にあり、自律神経の乱れなどからくる動悸・息切れを押さえ不安感をやわらげる効果も。

脳の活性化のために

毎日続けられるおすすめレシピ

イチオシ食材

魚の缶詰

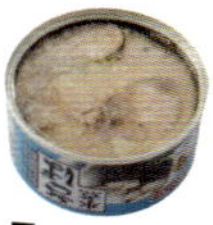

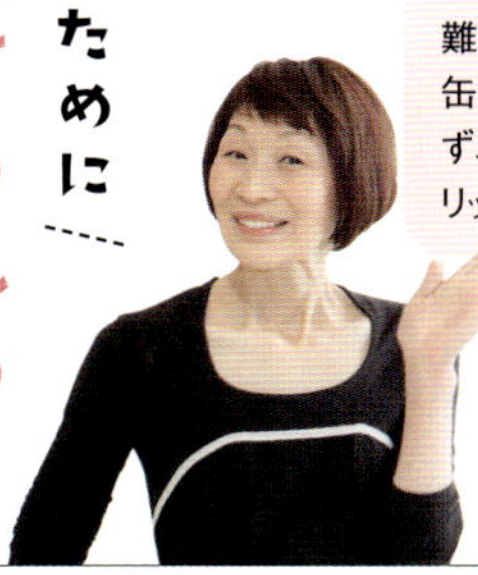

青魚の油が脳に良いとわかっていても、なかなか毎日食べるのは難しい……。そんな方にはぜひ缶詰を。味つきだから手間いらず、骨ごと食べられるのも嬉しいメリットです。

缶詰めの青魚に
ほんのひと手間をプラス。
毎日かわるがわる
食卓にのせるだけで
脳の活力がアップします。

鮭缶のキムチのっけ盛り

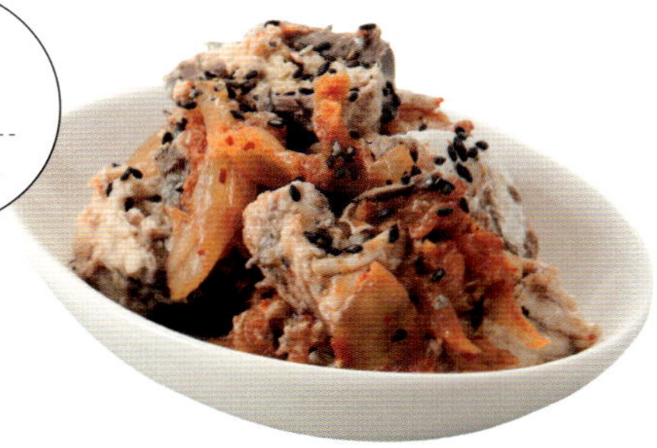

149 kcal
塩分 1.6g

●材料（4人分）
鮭缶…2缶
キムチ…100g
黒ごま…小さじ2

●作り方
サバ缶をボウルに移し、キムチと黒ごまを混ぜる。

さんま缶のくるみサラダ

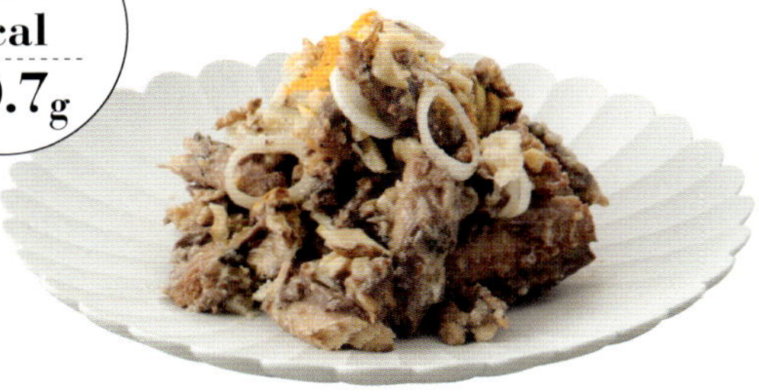

213 kcal
塩分 0.7g

●材料（4人分）
さんま缶…2缶
酢…大さじ1
くるみ…30g
ねぎ…4cm長さ

●作り方
さんま缶に酢をまわしかけ、たたいたくるみとねぎの小口切りを混ぜる。

さば缶のにんにくしょうがのせ

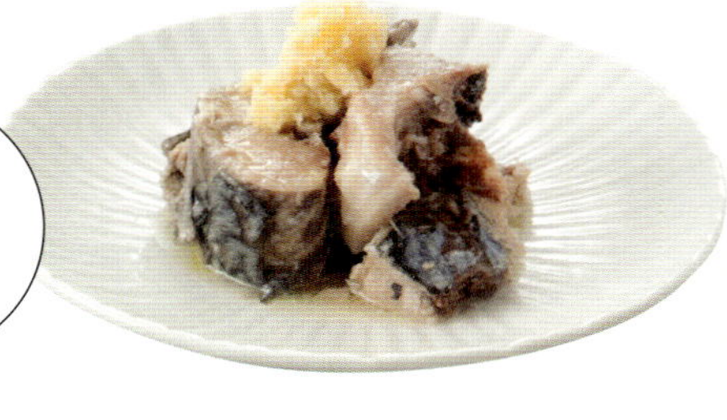

140 kcal
塩分 0.8g

●材料（4人分）
さば缶…2缶
しょうが…1かけ
にんにく…1かけ

●作り方
さば缶を器に盛り、おろしたしょうがとにんにくを盛り合わせる。

※魚の缶詰は好みで、さば、さんま、いわし、鮭などどれを使ってもよい。

鮭缶のおろしあえ

身近な食材にくこの実とスパイスをプラスして脳がイキイキ。
心が一息つく、ほっとするおそうざいです。

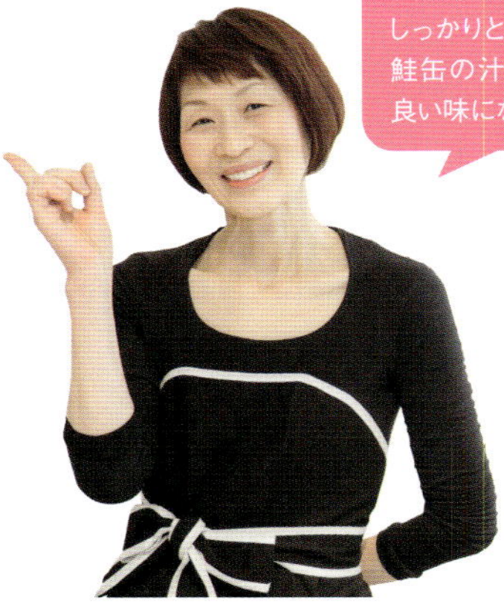

水っぽくなりすぎないよう、大根おろしの水気をしっかりと切りましょう。鮭缶の汁がしみ込んで良い味になります。

【材料(4人分)】

くこの実…20g
大根おろし…200g(1/4本)
大葉…4枚
大豆(水煮)…100g
鮭缶…2缶
酢…大さじ1
塩…少々
七味唐辛子
(カレー粉でもよい)…適宜

【作り方】

1. くこの実を水で戻しておく。大根おろしは水気をしっかりと切る。大葉は1cm角に刻む。
2. 大豆の水煮は半量をつぶしておく。
3. 鮭缶をボウルにあけてほぐし、大根おろし、酢、塩を混ぜ、くこの実、大葉をざっくり混ぜて器に盛り、七味唐辛子を振る。

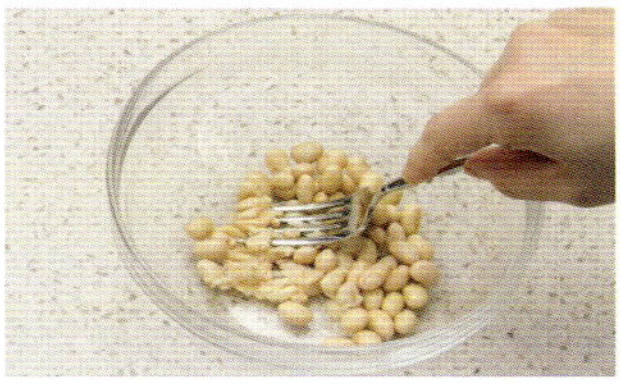

大豆の半量はそのまま、半量はつぶして食感を大事にします。

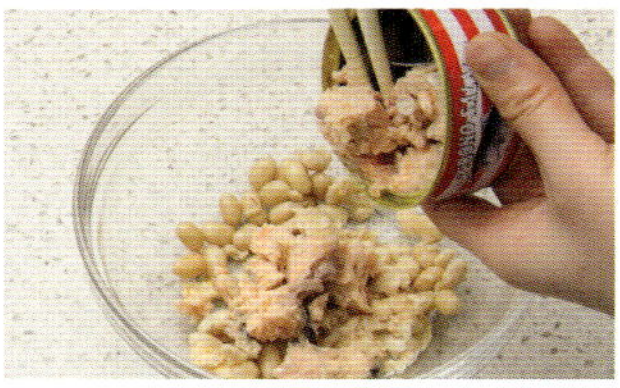

鮭缶は汁ごと使って栄養価をあますところなく生かします。

この食べ合わせがGOOD!

スパイス＋大豆

カレー粉、七味唐辛子、ガラムマサラなどのスパイスと大豆イソフラボンの食べ合わせで、脳血流がアップし、認知症予防やイライラ感の緩和に。

(食材メモ)

鮭

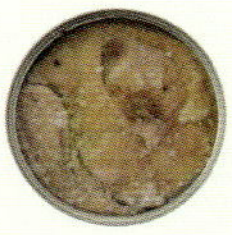

DHAが脳を活性化。骨にはカルシウム、皮にはビタミンB2とコラーゲンがたっぷりです。

(食材メモ)

くこの実

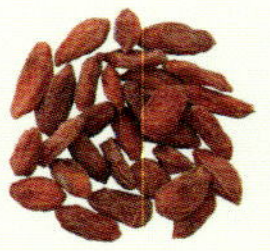

古来より不老長寿の果実ともいわれ、もの忘れなど老化予防に効果があります。

131
kcal
塩分 0.9g

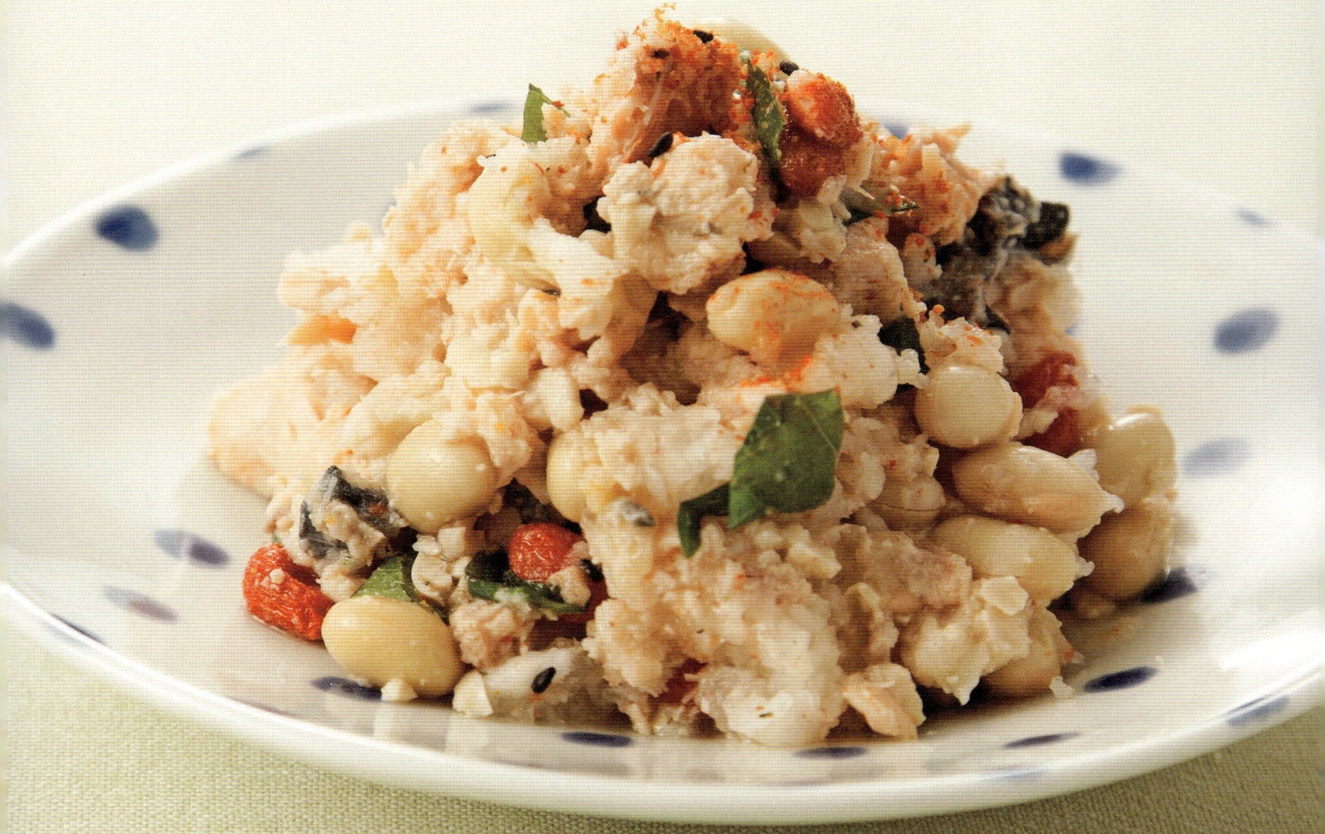

Dr. 丁のワンポイントアドバイス

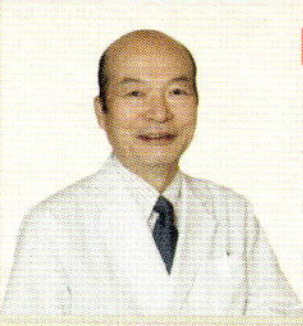

実 酢を多めに加えると鮭の脂肪の代謝がアップ。特に尾の近くに良質の油が多い。 虚 鮭は胃腸を温め、気をさかんにするので、胃腸の弱い人にもおすすめ。レンジなどで温めてから残りの大根おろしの汁を加えると消化がよく、高齢の方にも。

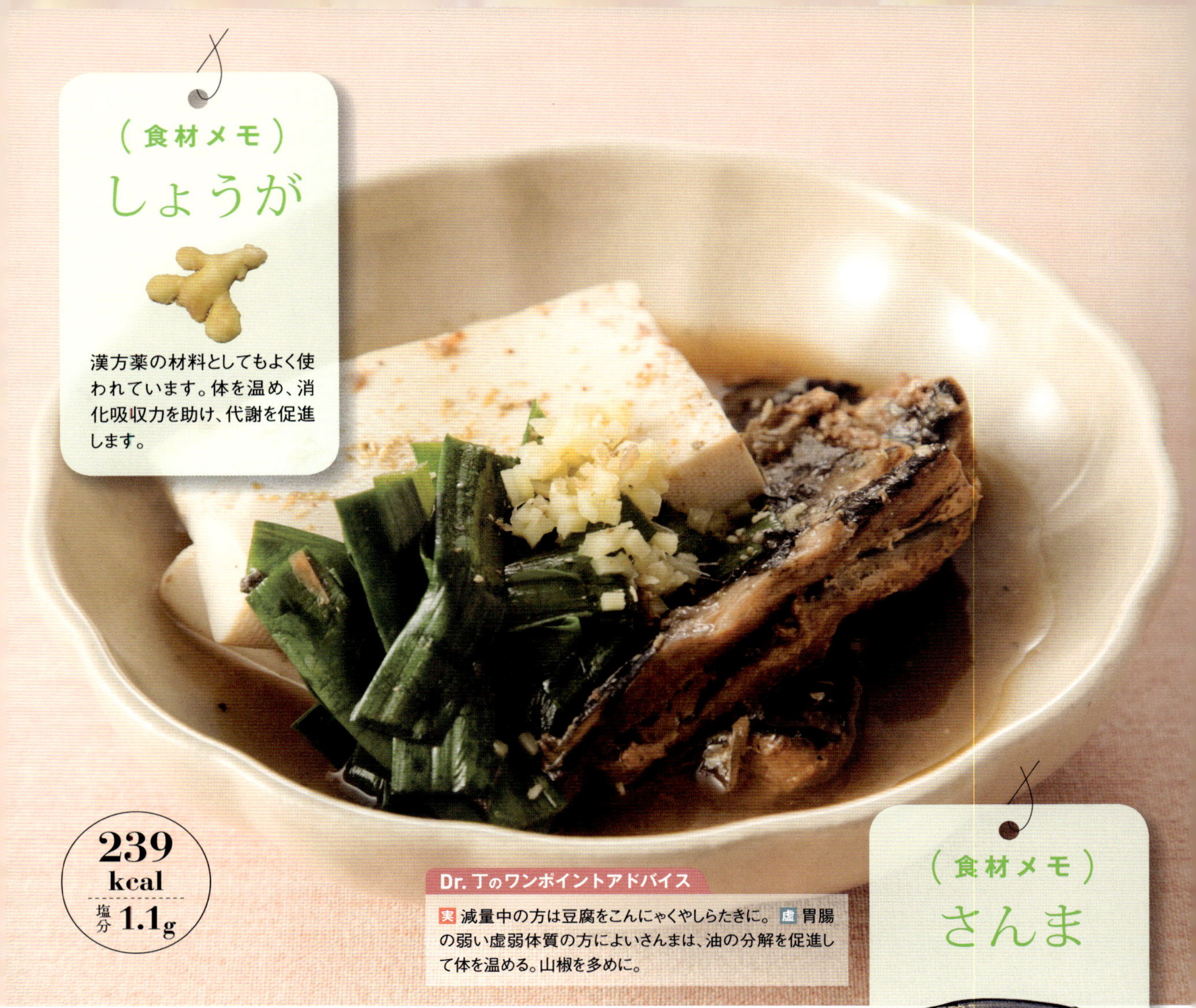

（食材メモ）

しょうが

漢方薬の材料としてもよく使われています。体を温め、消化吸収力を助け、代謝を促進します。

239
kcal
塩分 1.1g

Dr. 丁のワンポイントアドバイス

実 減量中の方は豆腐をこんにゃくやしらたきに。虚 胃腸の弱い虚弱体質の方によいさんまは、油の分解を促進して体を温める。山椒を多めに。

（食材メモ）

さんま

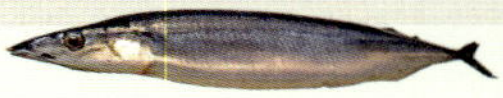

EPA・DHAの宝庫で脳の働きを高めてくれます。コレステロールを抑制し、コラーゲン豊富なので美肌効果も。

さんま缶と豆腐の煮込み

さんまとしょうがの取り合わせで脳の血行を促進。
山椒の香りが食欲をそそってどんどん食べられます。

【材料（4人分）】

さんま缶…2缶
豆腐…400g（大1丁）
ニラ…1束
しょうが…1かけ
水…1カップ
塩こしょう…少々
粉山椒…少々

【作り方】

1. さんま缶は缶から取り出す。豆腐は1cm幅の縦半分に切る。ニラはざく切り、しょうがはみじん切りにする。
2. フライパンに分量の水とさんま缶を入れ、一煮立ちさせる。
3. 沸騰したら豆腐を入れて2～3分煮込み、塩こしょうで味を整え、ニラ、しょうがを入れてさっと火を通す。
4. 器に盛り、粉山椒を振る。

いわしのなめろう

青魚にしょうが、ねぎ、大葉と、
認知症予防によいターメリックで彩りを。

【材料（4人分）】

いわし（中〜大）…4尾
しょうが…大1かけ
みそ…大さじ1
黒ごま…大さじ1
ターメリック…適量
大葉…4枚

【作り方】

1. いわしを手開きにし、皮ごと刻んでたたく。しょうがはみじん切りにする。
2. いわしにみそ、しょうが、黒ごまを混ぜ、ターメリックを振る。
3. 大葉で巻きながらいただく。

（食材メモ）
いわし

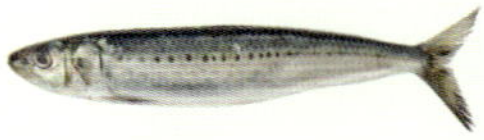

いわしには気を補う作用があり、骨ごと食べるとさらに効果が高まります。骨粗しょう症予防にもぴったりです。

（食材メモ）
大葉
（青じそ）

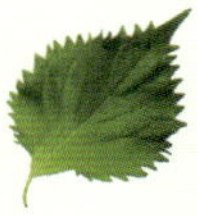

ベータカロテンが非常に豊富で活性酸素を除去し老化を防ぎます。爽やかな香り成分で食欲増進も。

Dr. 丁のワンポイントアドバイス

実 食物繊維が多い麦みそもおすすめ。大葉のかわりに紫しそでも。イライラがおさまりやすくなる。 虚 いわしの臭いは下処理で皮を除くと和らぐが、血合は最も栄養が豊富な部分なので食べたほうがよし。

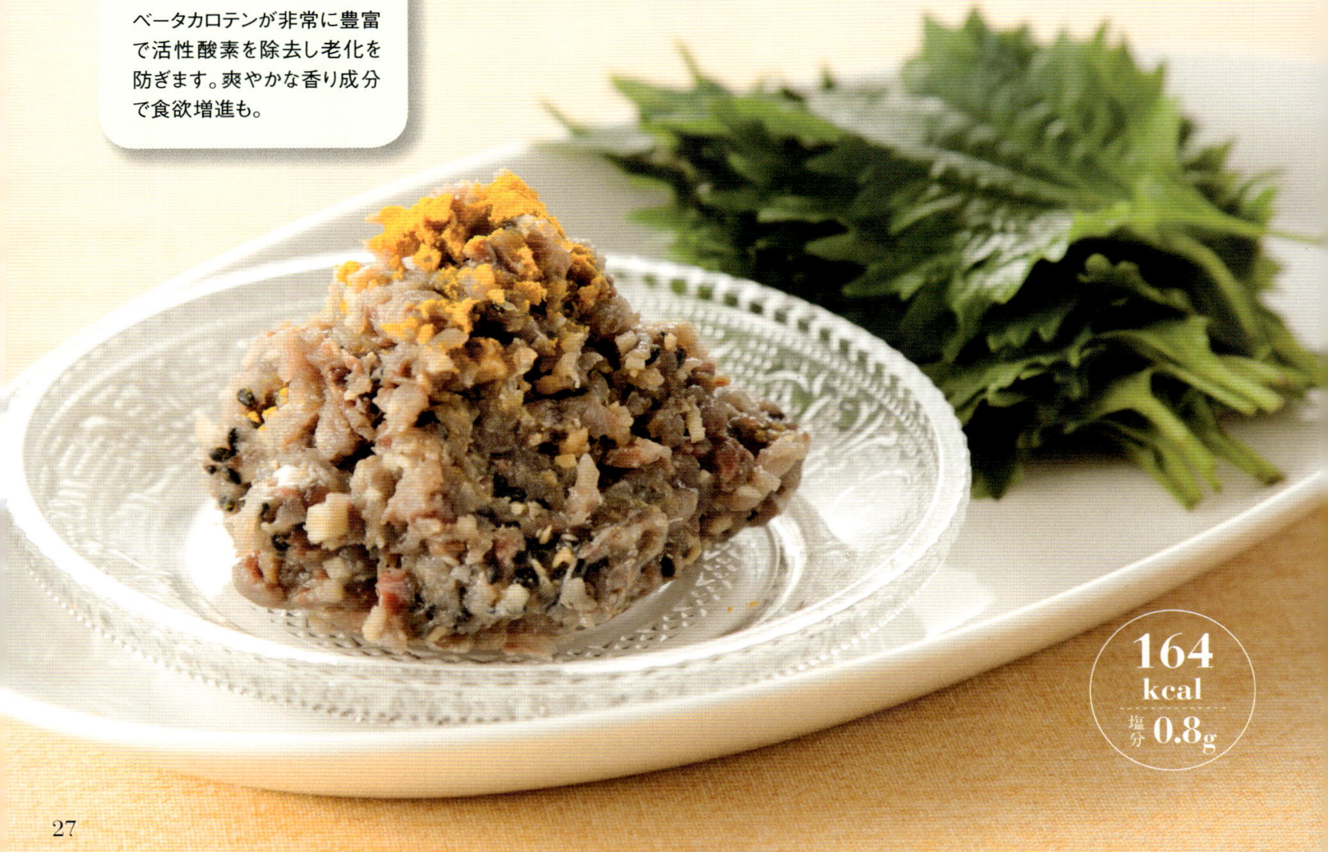

164 kcal
塩分 0.8g

うなぎのトマトちらし

うなぎのかば焼きに卵やトマト、一皿でしっかり健脳効果が。
簡単なのにおもてなしにも良い華やかな一品。

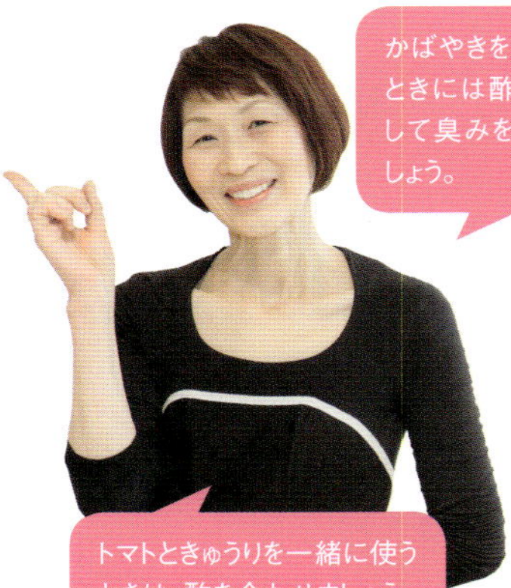

かばやきを温めるときには酢をたらして臭みを取りましょう。

トマトときゅうりを一緒に使うときは、酢を合わせましょう。きゅうりには、トマトのビタミンCを壊す働きがありますが、酢がそれを弱めてくれます。

代替食材

いわしやさんまのかば焼きを使えば、さらにリーズナブル。

【材料(4人分)】

ごはん(白米)…600g(約4杯)

A

- カットトマト…大さじ2
- 酢…大さじ4
- 塩…小さじ1
- 黒ごま…大さじ1

卵…2個

カットトマト…大さじ1

うなぎのかば焼き…1尾

きゅうり…1本

この食べ合わせがGOOD!

卵＋温トマト

卵が血を補い腎の働きを助け、加熱したトマトが体内の余分な熱を冷ましてくれるので、イライラを和らげストレスに効果があります。

【作り方】

1. 温かいごはんにAを入れ、ざっくり混ぜて冷ます。
2. 卵を溶き、のこりのカットトマトを入れてしっかり混ぜ、小鍋で細かい炒り卵を作って冷ます。
3. かば焼きは半分に切り、アルミホイルを敷いた上にのせて酢(分量外)をまわしかけ、ふたをして弱火で4～5分蒸し焼きにして1cm角に切る。きゅうりは5mm角に切る。
4. 器に1を盛って2、3をきれいに盛り合わせ、最後は黒ごま(分量外)を散らす。

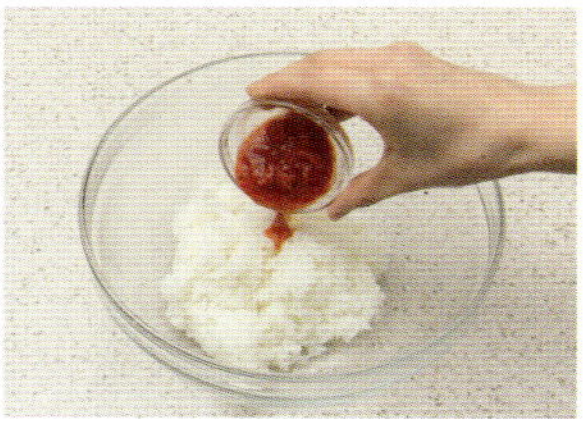

ごはんが温かいうちに調味料とトマトを混ぜます。

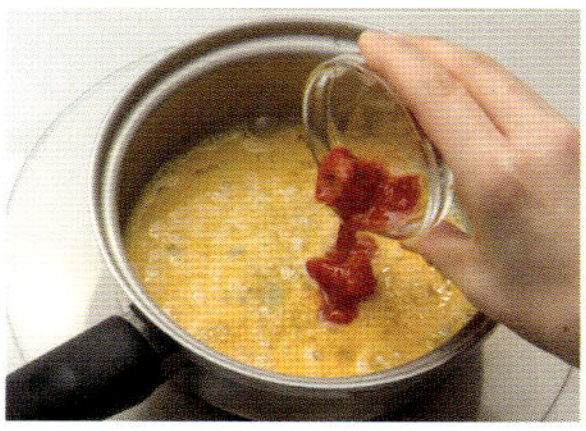

卵にもトマトを混ぜてからスクランブルエッグにするので、全体がやわらかくふんわり仕上がります。

（食材メモ）

うなぎ

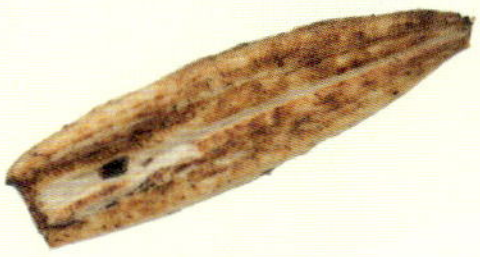

腎と肝の働きを高めて精神の疲れをやわらげたり、めまいを抑える効果もあります。

409 kcal
塩分 2.0g

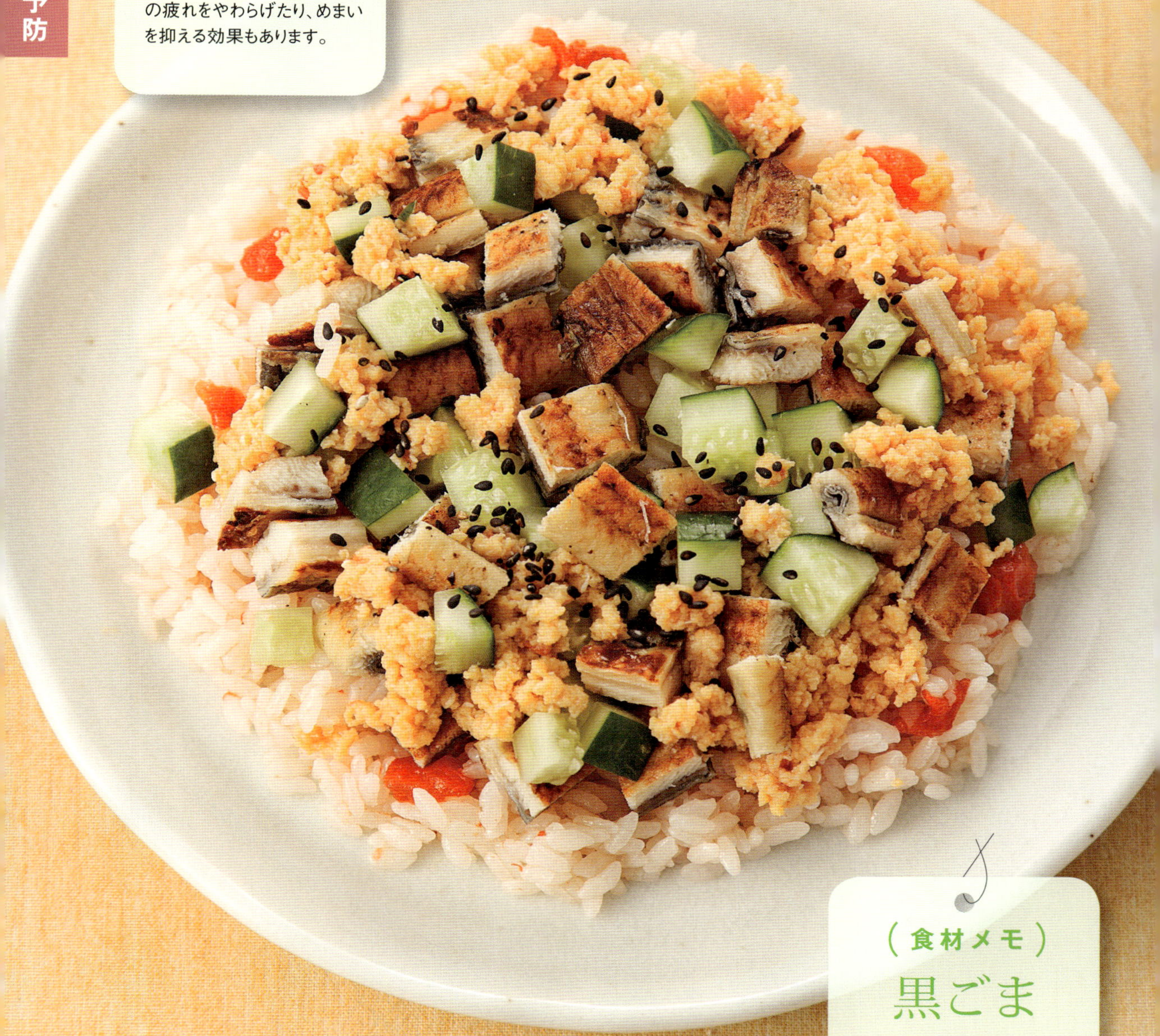

（食材メモ）

黒ごま

黒ごまは肝・腎を補い精をつけるすぐれた漢方食材です。セサミンが血流を改善して脳を活性化させます。強い抗酸化力で老化予防。

Dr. Tのワンポイントアドバイス

実 ごはんのカロリーが気になる方は半分ほど大麦にかえると食物繊維もとれ、満足感もキープ。 虚 ごまは炒ったほうが栄養が吸収されやすい。うなぎをあなごにかえるとさっぱり味で、消化力の弱い方にもよし。

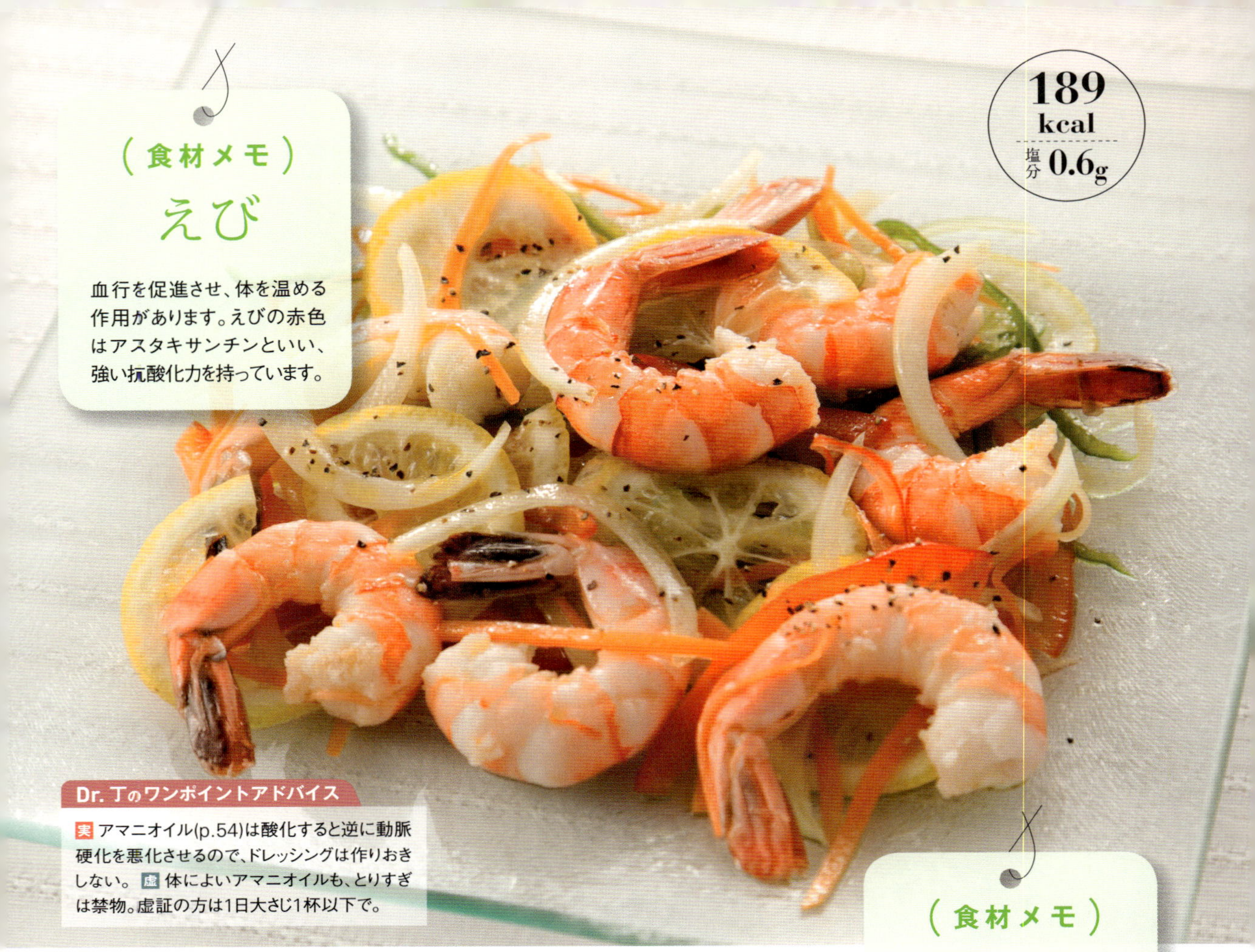

189
kcal
塩分 0.6g

（食材メモ）
えび

血行を促進させ、体を温める作用があります。えびの赤色はアスタキサンチンといい、強い抗酸化力を持っています。

Dr. 丁のワンポイントアドバイス

実 アマニオイル(p.54)は酸化すると逆に動脈硬化を悪化させるので、ドレッシングは作りおきしない。 虚 体によいアマニオイルも、とりすぎは禁物。虚証の方は1日大さじ1杯以下で。

えびのマリネ

オメガ３のアマニオイルとレモンのドレッシングで、
えびの効能をいっそう引き出します。

（食材メモ）
アマニオイル

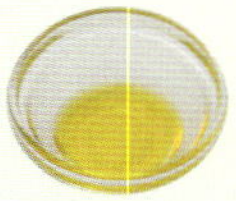

アマの種からとれる油で、「オメガ3」と呼ばれるαリノレン酸を豊富に含みます。青魚と同様、DHAを効率よく摂取することができます。

【材料（4人分）】

えび…200g（15〜16尾）
酒…大さじ3
玉ねぎ…1/2個
パプリカ…1/2個
ピーマン…2個
にんじん…50g
レモン…1個
アマニオイル…大さじ2
オリーブオイル…大さじ2
塩…小さじ1/4
こしょう…適量

【作り方】

1. えび（車えびなど）をきれいに洗って背わたをとり、小鍋に入れ、酒を入れてふたをし、中火弱で蒸しゆでにする。
2. 玉ねぎ、パプリカ、ピーマン、にんじんは千切りに、レモンは半分を輪切りにする。
3. レモンの残りを絞り、アマニオイル、オリーブオイル、塩、こしょうとよく混ぜてフレンチドレッシングを作る
4. えびの殻をむき、2とともに3に漬け込む。

鮭とほうれん草のグラタン風

じゃがいものとろみだけでこんなにグラタン風に！
鮭と牛乳のコンビでカルシウムがたくさんとれます。

【材料（4人分）】

鮭…3切れ
塩こしょう…適宜
じゃがいも…3個
ほうれん草…100g
牛乳…2カップ
とろけるチーズ…60g

【作り方】

1. 鮭を一口大に切り、軽く塩こしょうしてフライパンで中火でこんがりと焼く。
2. じゃがいもは皮のままラップをかけずに600Wの電子レンジで12～13分加熱し、熱いうちに皮をむいてつぶし、塩こしょうする。ほうれん草は小口切りにし、じゃがいもと混ぜる。
3. グラタン皿に1と2を盛り合わせ、牛乳を回し入れ、とろけるチーズをのせてオーブントースター（1000W前後）で7～8分こんがりと焼く。

この食べ合わせがGOOD!

鮭＋牛乳

カルシウムは脳の健康のためにも必須。鮭のビタミンDが牛乳のカルシウムを吸収しやすくしてくれます。

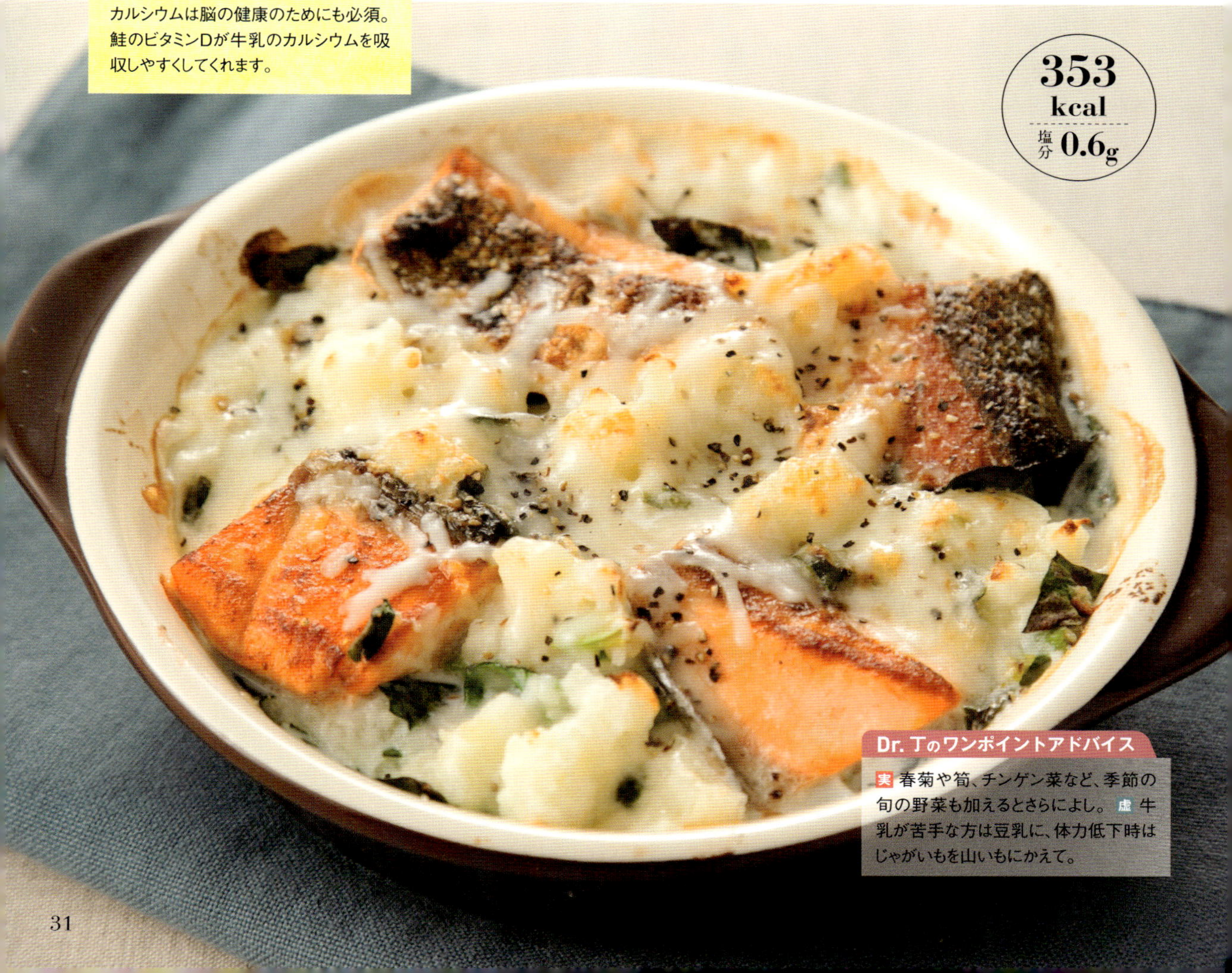

353 kcal
塩分 0.6g

Dr. Tのワンポイントアドバイス

実 春菊や筍、チンゲン菜など、季節の旬の野菜も加えるとさらによし。 虚 牛乳が苦手な方は豆乳に、体力低下時はじゃがいもを山いもにかえて。

山いものとろとろあえ

脳を元気にしてくれる食材がいっぱい！
きくらげとくるみの食感が楽しく、いくらでも食べられます。

139 kcal
塩分 1.1g

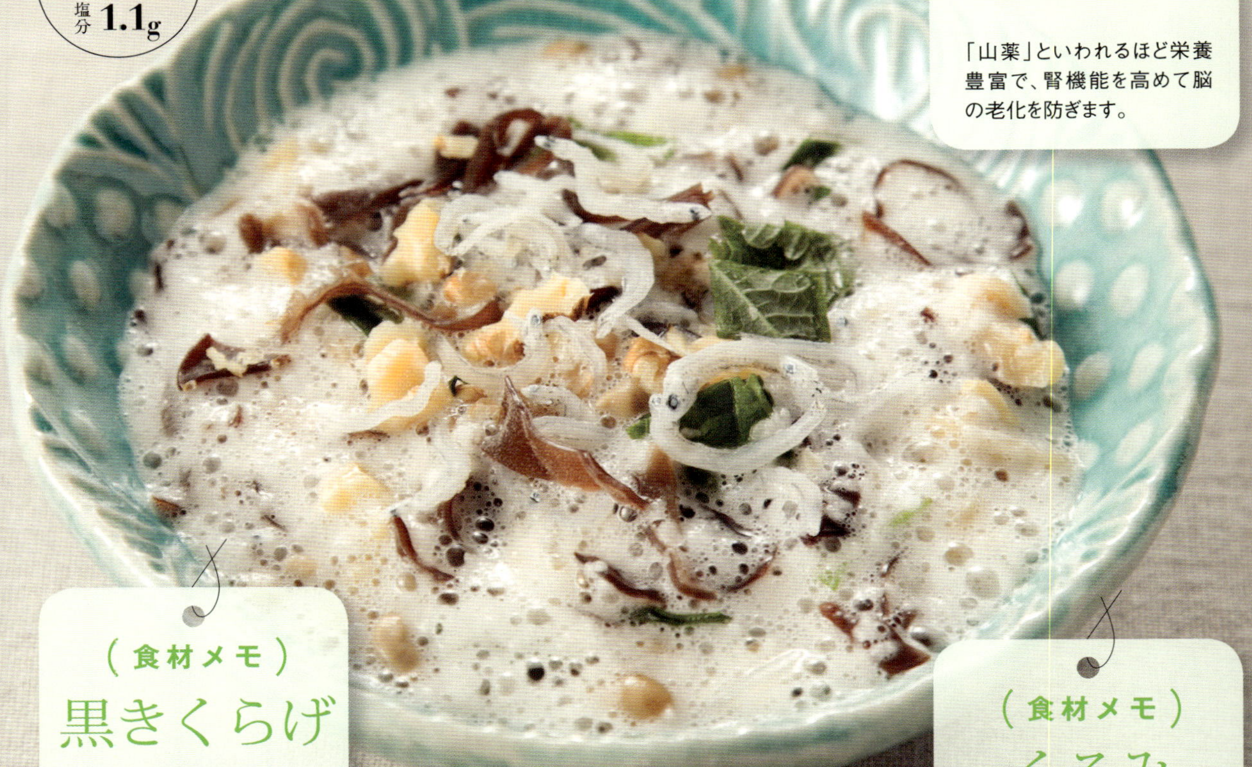

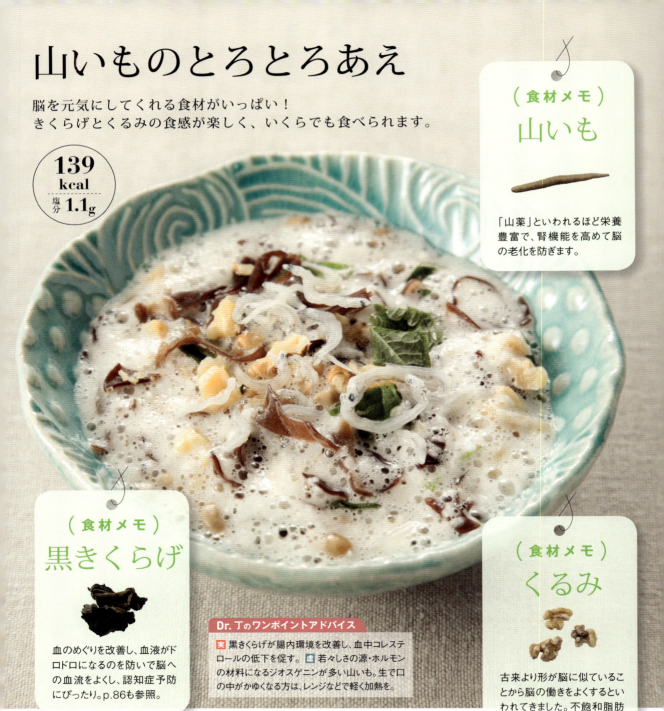

（食材メモ）
山いも

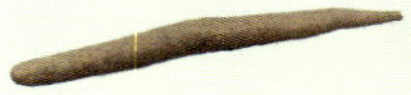

「山薬」といわれるほど栄養豊富で、腎機能を高めて脳の老化を防ぎます。

（食材メモ）
黒きくらげ

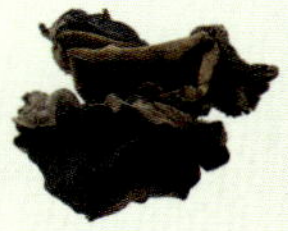

血のめぐりを改善し、血液がドロドロになるのを防いで脳への血流をよくし、認知症予防にぴったり。p.86も参照。

Dr. 丁のワンポイントアドバイス

実 黒きくらげが腸内環境を改善し、血中コレステロールの低下を促す。 虚 若々しさの源・ホルモンの材料になるジオスゲニンが多い山いも。生で口の中がかゆくなる方は、レンジなどで軽く加熱を。

（食材メモ）
くるみ

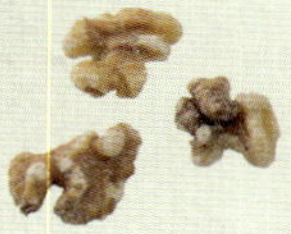

古来より形が脳に似ていることから脳の働きをよくするといわれてきました。不飽和脂肪酸が多く、脳の老化防止に。

【材料（4人分）】

山いも…200g
黒きくらげ（乾燥）…50g
大葉…5枚
納豆…2パック
くるみ…30g
じゃこ…10g
塩…小さじ1/3強

【作り方】

1. 山いもはきれいにひげ根を取り、洗って皮ごとすりおろす。黒きくらげはもどして細切りにする。大葉は1cm角に刻み、くるみは刻む。
2. 納豆をよく混ぜて1を混ぜる。
3. 黒きくらげ、大葉、くるみ、じゃこを入れ、塩で味を整える。

ブロッコリーのツナサラダ

淡白なブロッコリーにパンチのあるドレッシングがマッチ。
かつお節でうま味とコクを出プラスしました。

【材料(4人分)】

ブロッコリー…300g(1〜2株)
エゴマオイル…大さじ3
トマトケチャップ…大さじ1
塩こしょう…少々
玉ねぎ(みじん切り)…大さじ4
ツナ缶…1缶
かつおぶし…5g

【作り方】

1. ブロッコリーを子房に分け、フライパンに入れて塩(分量外)を振り、水を大さじ3ぐらい入れてふたをして中火で3〜4分蒸しゆでにし、ざるに上げて冷ます。
2. ボウルにエゴマオイル、トマトケチャップ、塩こしょう、玉ねぎを入れて混ぜ、1、ツナ、かつおぶしを入れざっくり混ぜる。

(食材メモ)

ブロッコリー

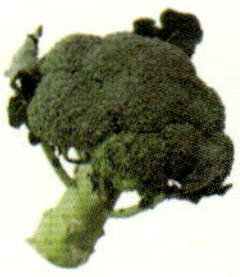

ベーターカロテン豊富で強力な抗酸化力を持ち、脳の老化を防ぎます。免疫力アップ。疲れやすい人は常食を。

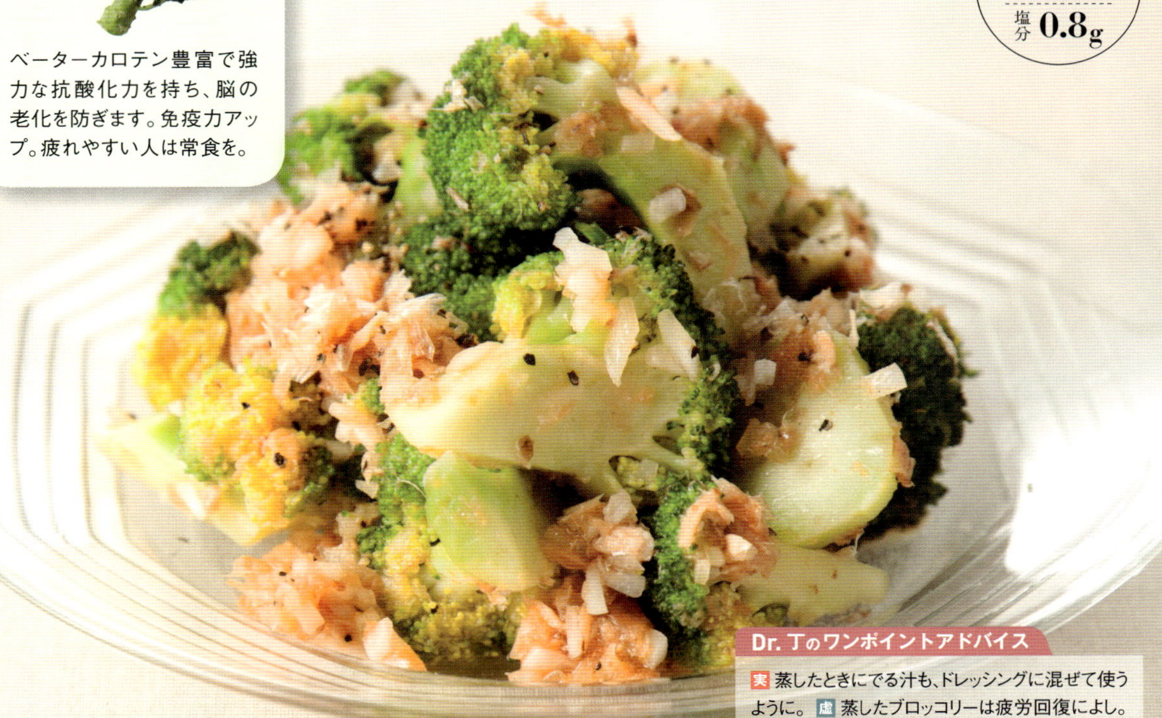

152 kcal
塩分 0.8g

Dr. Tのワンポイントアドバイス

実 蒸したときにでる汁も、ドレッシングに混ぜて使うように。 虚 蒸したブロッコリーは疲労回復によし。血液をさらさらにするオメガ3系の脂肪酸が豊富なエゴマオイルをあわせ、パワーアップ。

うつ・不安

現代のストレス社会では誰もが無縁ではありません。神経をなだめてくれる食材を毎日少しずつとりましょう。

身体症状の改善を優先し気と血のバランスを調整

気分が晴れずやる気が出ない、不安や悲観的な考えが消えない状態です。頭痛やめまい、食欲不振などさまざまな症状を伴い、対応が遅れると自ら命を絶ってしまう危険もあります。軽いうつ状態や不安感があるだけなら、過労やストレスを避けることで緩和しますが、専門機関でうつ病と診断されたら、まず西洋薬の抗うつ剤で治療しましょう。

漢方医学では気と血の異常によるものと考え、まず身体症状を改善して本来の自然治癒力を高め、その後に精神症状を徐々に改善します。

食養では、神経をやわらげリラックスさせる食材を選び、何よりも休息を大事にし、自分に合ったストレス発散方法を見つけましょう。

タイプ別養生法

【実証タイプ】

うつ状態になりかけていても自覚がなく、弱音を吐くまいとがんばりすぎることも。規則正しい生活を心がけ、疲れたら無理せずに休み、気や血のめぐりをよくする食材をとりましょう。

【虚証タイプ】

人間関係や環境の変化などにダメージを受けやすいので、不安をためこまないようにストレス解消の方法を見つけましょう。軽い運動で身体をほぐし、リラックス効果のある食材を多くとりましょう。

うつ・不安に良い

食材

牡蠣、かつお、春菊、チンゲン菜、セロリ、菊花、三つ葉、ゆり根、金針菜、なつめ、ライチ、はすの実、ジャスミン茶

市販漢方薬

虚証…温胆湯《うんたんとう》、帰脾湯《きひとう》
中庸…抑肝散《よっかんさん》
実証…女神散《にょしんさん》

うつ・不安に良いツボ

朝食の30分前ぐらいに押すツボ

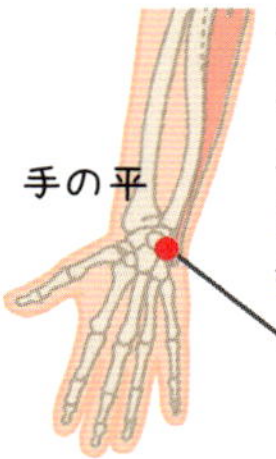

手首の小指側の端にある骨と筋の間のくぼんだところ。緊張をやわらげイライラした気分を鎮めてくれるツボです。

朝食の30分後ぐらいに押すツボ

指を曲げたときに中指または薬指の先があたるところ。自律神経の緊張をほぐし、気持ちを落ち着かせることができます。

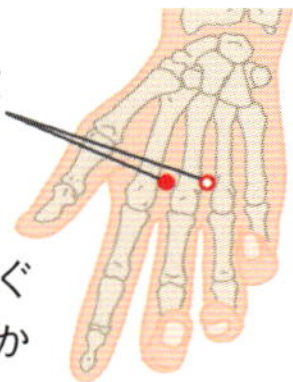

労宮の位置については2説ある。押してみて気持ちがいい方を選ぶとよい。

こんな症状

自律神経失調症、パニック障害、勃起不全（ED）、食欲不振、イライラ

うつ・不安解消のために 毎日続けられる おすすめレシピ

神経のたかぶりを抑え
リラックスさせてくれる
頼もしい野菜たちがおすすめ。
毎日少しずつでもいいので
とり続けましょう。

イチオシ食材

三つ葉、チンゲン菜

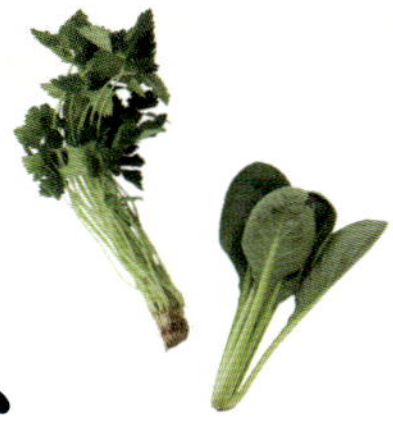

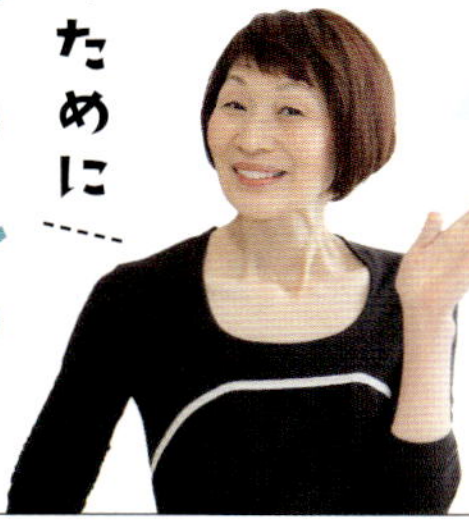

さわやかな香りで心が落ち着く三つ葉、体の余分な熱を取りイライラを押さえてくれるチンゲン菜は、ピリピリモードの受験生にもおすすめ。やる気の出ない朝は簡単なジュースやみそ汁で。

三つ葉ののりあえ

45 kcal 塩分 0.3g

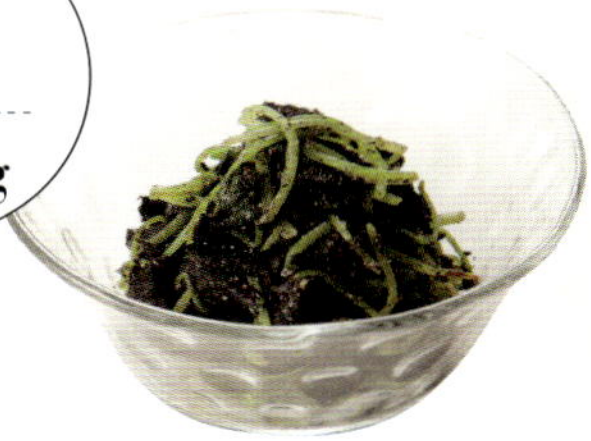

●材料（4人分）
三つ葉…4束
黒すりごま…大さじ3
のり…2枚
しょうゆ…小さじ1

●作り方
1. 三つ葉は塩（分量外）を入れた熱湯でさっとゆでて水に取り、水気を切って絞り、ざく切りにする。
2.ボウルにすりごま、のりのちぎったもの、しょうゆを入れて混ぜ、三つ葉をざっくりとあえる。

三つ葉とかつおぶしのみそ汁

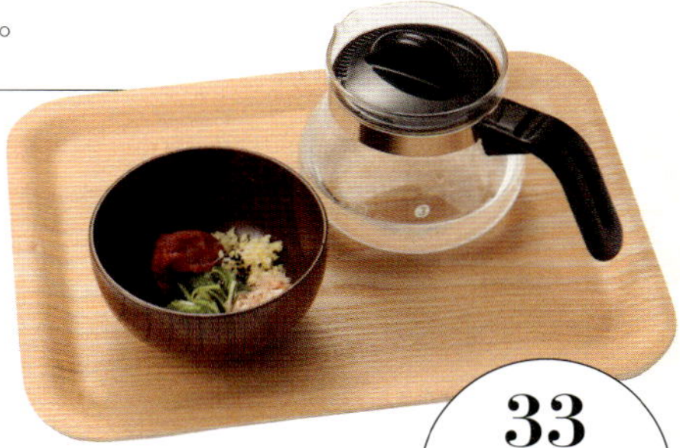

33 kcal 塩分 0.8g

●材料（4人分）
三つ葉…2束
梅干し…4粒
しょうが…1かけ
かつおぶし…10g
黒ごま…大さじ1
熱湯……300cc

●作り方
1.三つ葉は小口切り、梅干しはつぶす。しょうがはみじん切りにする。
2. 器に1を入れ、かつおぶしと黒ごま、しょうがを入れて熱湯を注ぐ。

チンゲン菜のジュース

59 kcal 塩分 0.1g

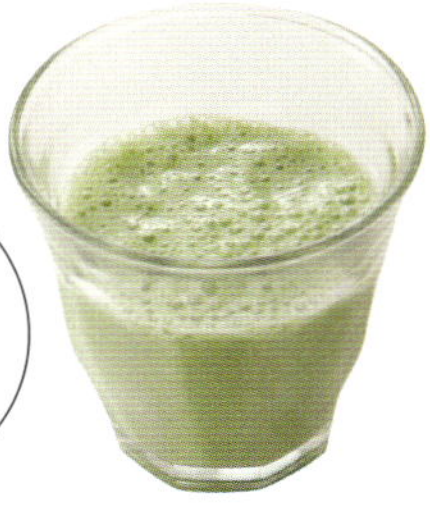

●材料（4人分）
チンゲン菜…400g（2株）
ライチ…100g
豆乳…300cc

●作り方
チンゲン菜を一口大にちぎり、ライチの種をとり、豆乳とともにミキサーにかける。

セロリと鶏胸肉の蒸し焼き

気持ちを鎮めてくれるセロリと
ヘルシーな鶏胸肉のコンビで癒やしの食卓を。

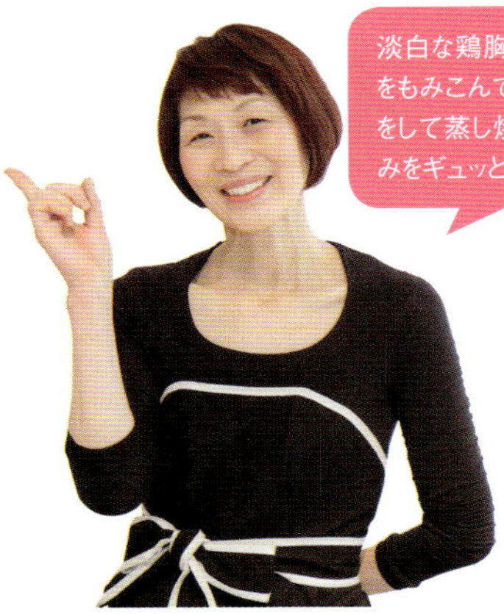

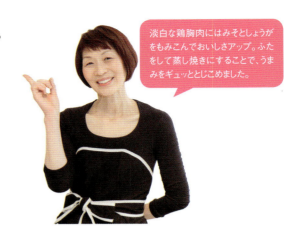

淡白な鶏胸肉にはみそとしょうがをもみこんでおいしさアップ。ふたをして蒸し焼きにすることで、うまみをギュッととじこめました。

【材料(4人分)】

鶏胸肉…400g
みそ…大さじ1
しょうが(すりおろし)…10g
セロリ…2本
粉山椒…適宜

【作り方】

1. 鶏胸肉は皮をとり、一口大にそぎ切りにし、みそとしょうがをもみこむ。
2. セロリは細切りにし、1と合わせておく。
3. フライパンに2を敷き、その上に鶏胸肉をのせてふたをし、中火弱で4〜5分蒸し焼きにする。
4. 火が通ったら器に盛り、粉山椒を振る。

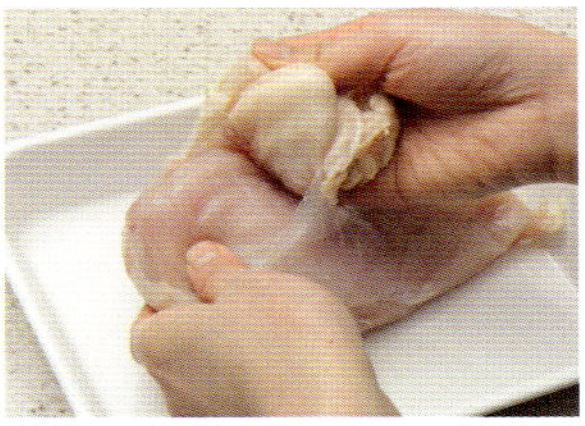

鶏胸肉は皮をとりヘルシーに仕上げます。

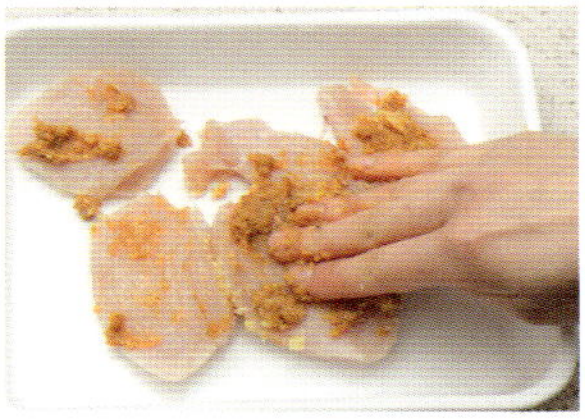

みそとしょうがをまんべんなくもみこんでいきます。

この食べ合わせがGOOD!

鶏肉＋セロリ

高たんぱくで消化が良い鶏肉と気分を落ち着かせるセロリの食べ合わせは、うつや不安で気力・体力が弱った人の滋養強壮に効果があります。

（食材メモ）

セロリ

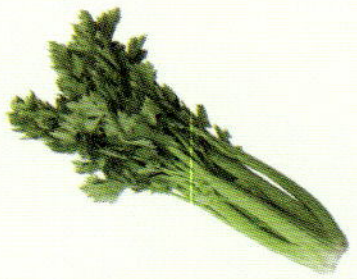

独特の香味成分に鎮静作用があり、ストレスによる不安や緊張をほぐし、のぼせやイライラを解消します。

125 kcal
塩分 0.7g

（食材メモ）

みそ

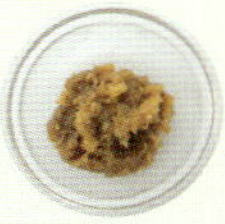

優れた発酵食品であるみそは、イライラを解消して安眠をもたらす効果もあります。

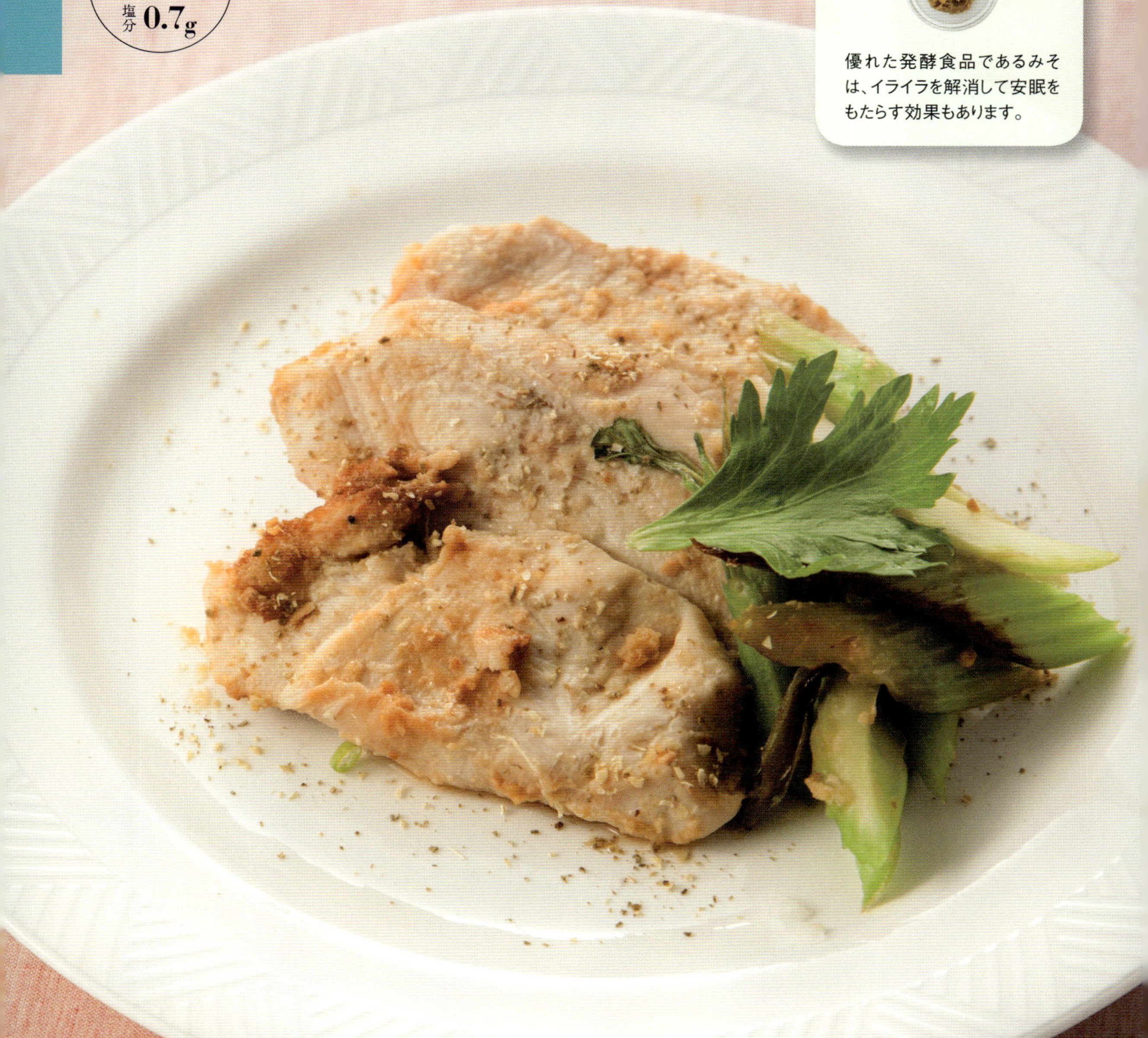

Dr. T のワンポイントアドバイス

実 鶏胸肉には抗疲労物質といわれるイミダゾールジペプチドが含まれている。運動やリハビリ後などに最適のレシピ。 虚 鶏肉はオレイン酸などの不飽和脂肪酸を多く含む上、消化もよい。体力が落ちているときは、牛肉や豚肉よりおすすめ。

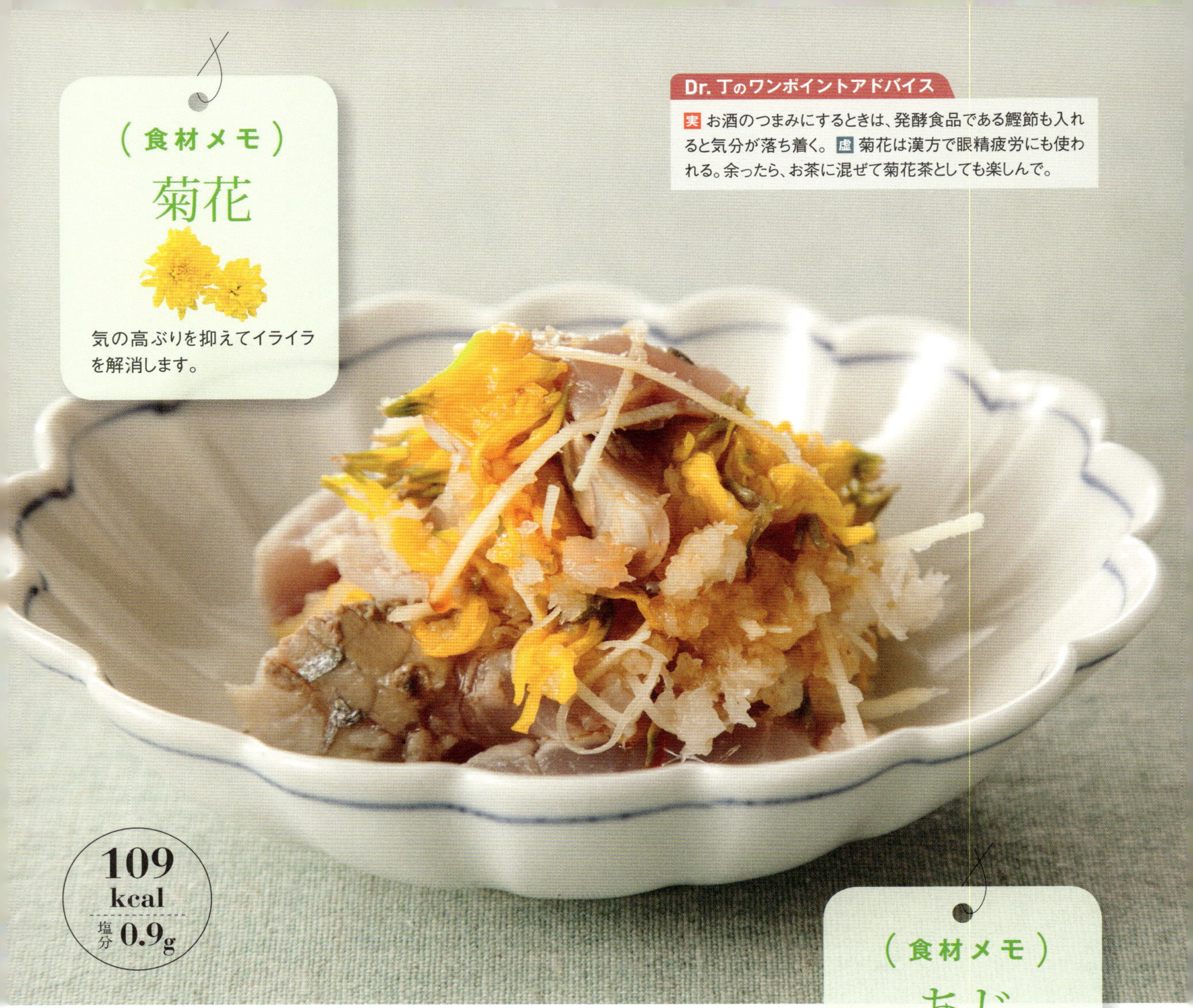

（食材メモ）
菊花

気の高ぶりを抑えてイライラを解消します。

Dr. Tのワンポイントアドバイス

実 お酒のつまみにするときは、発酵食品である鰹節も入れると気分が落ち着く。虚 菊花は漢方で眼精疲労にも使われる。余ったら、お茶に混ぜて菊花茶としても楽しんで。

109 kcal
塩分 0.9g

（食材メモ）
あじ

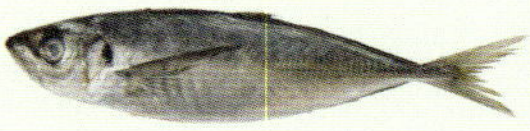

脳の機能を高めるDHAが豊富でカルシウムも多いため、イライラ解消に効果があります。

あじのたたき 菊花添え

いつものあじのたたきにほんのひと手間かけて。
しょうがと菊花であじの旨味が際立ちます。

【材料（4人分）】

あじ…4尾
菊花…30g
大根…100g
しょうが…大1かけ
酢…大さじ1
しょうゆ…大さじ1

【作り方】

1. あじは3枚におろして皮をはぎ、さっとこんがり焼いて一口大に切る。
2. 菊花は、酢（分量外）を少し落とした熱湯で火を通し水にとり、絞る。
3. 大根はおろして水気を切り、しょうがは千切りにする。
4. 酢としょうゆを混ぜ、123を入れて全体をざっくり混ぜる。

春菊とライチのサラダ

春菊の苦みとライチの甘みが絶妙のコンビネーション。
今までに味わったことのないおいしさで、やみつきになります。

【材料（4人分）】

春菊…200g（1束）
なつめ（乾燥のものでもよい）…2粒
ライチ（缶詰や冷凍のものでもよい）…100g
エゴマオイル…大さじ4
塩こしょう…適宜
レモン汁…大さじ1

【作り方】

❶ 春菊をざく切りにする。乾燥なつめは水に浸して戻して種を抜き、食べやすい大きさに切る。

❷ ❶とライチを合わせ、エゴマオイル、塩こしょう、レモン汁をかけてしっかり混ぜる。

139 kcal
塩分 0.4g

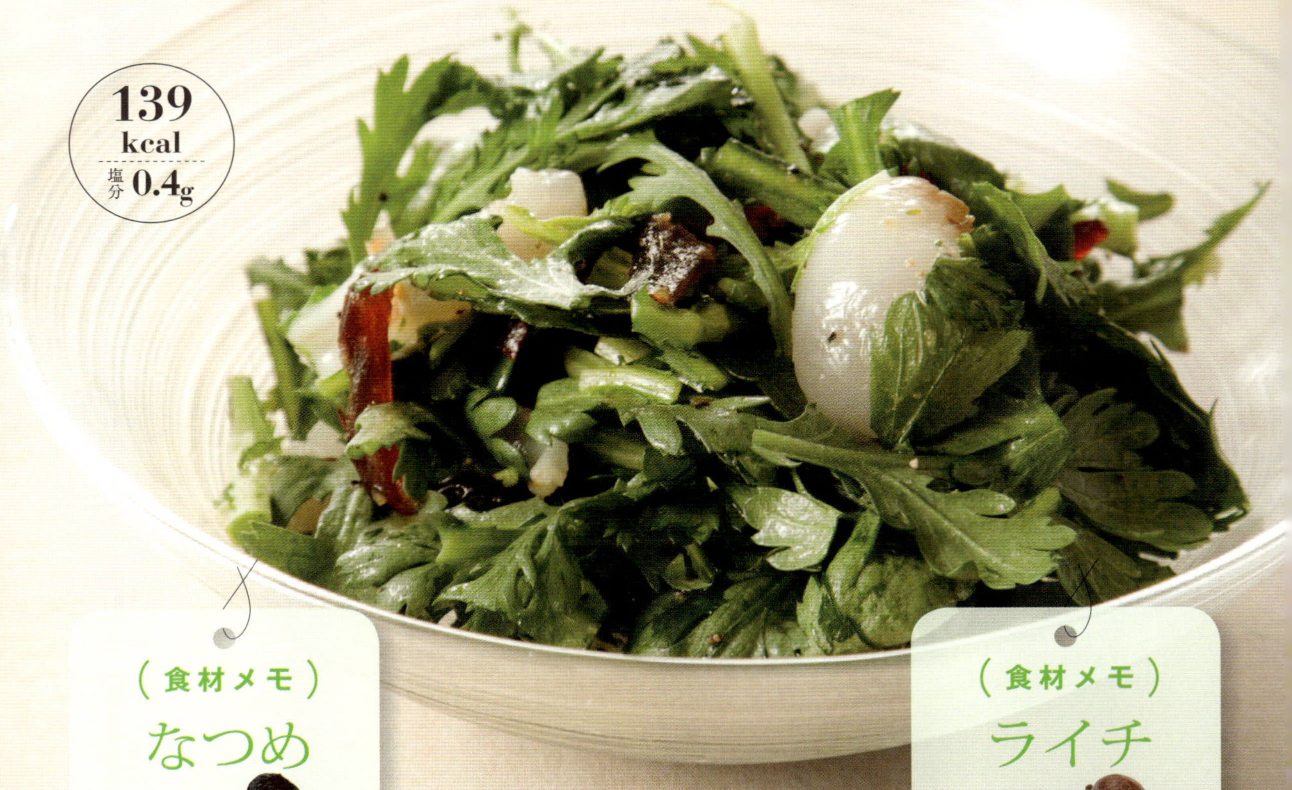

（食材メモ）
春菊

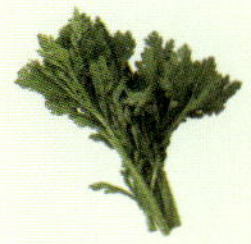

食べる風邪薬ともいわれるほど薬効成分豊かな野菜。独特の香りが気のめぐりを改善し、精神を安定させます。

（食材メモ）
なつめ

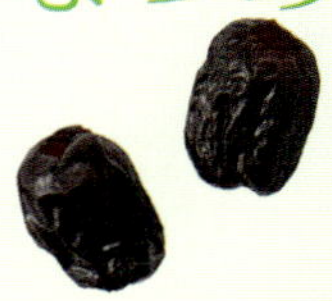

血と気を補い滋養強壮に良く、免疫力を高めて心身の疲れを癒やします。

Dr. Tのワンポイントアドバイス

実 味覚を研ぎ澄ますこしょうを多めにすると、さらに旨みが。 虚 胃腸の弱い方は温野菜サラダに。春菊だけ先に蒸し、その後にエゴマオイルとなつめ、ライチを加えて。

（食材メモ）
ライチ

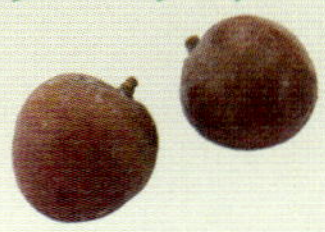

いらだつ気分を鎮め、ストレスによる吐き気やげっぷなどにも効果が。冷凍のものは自然解凍で。

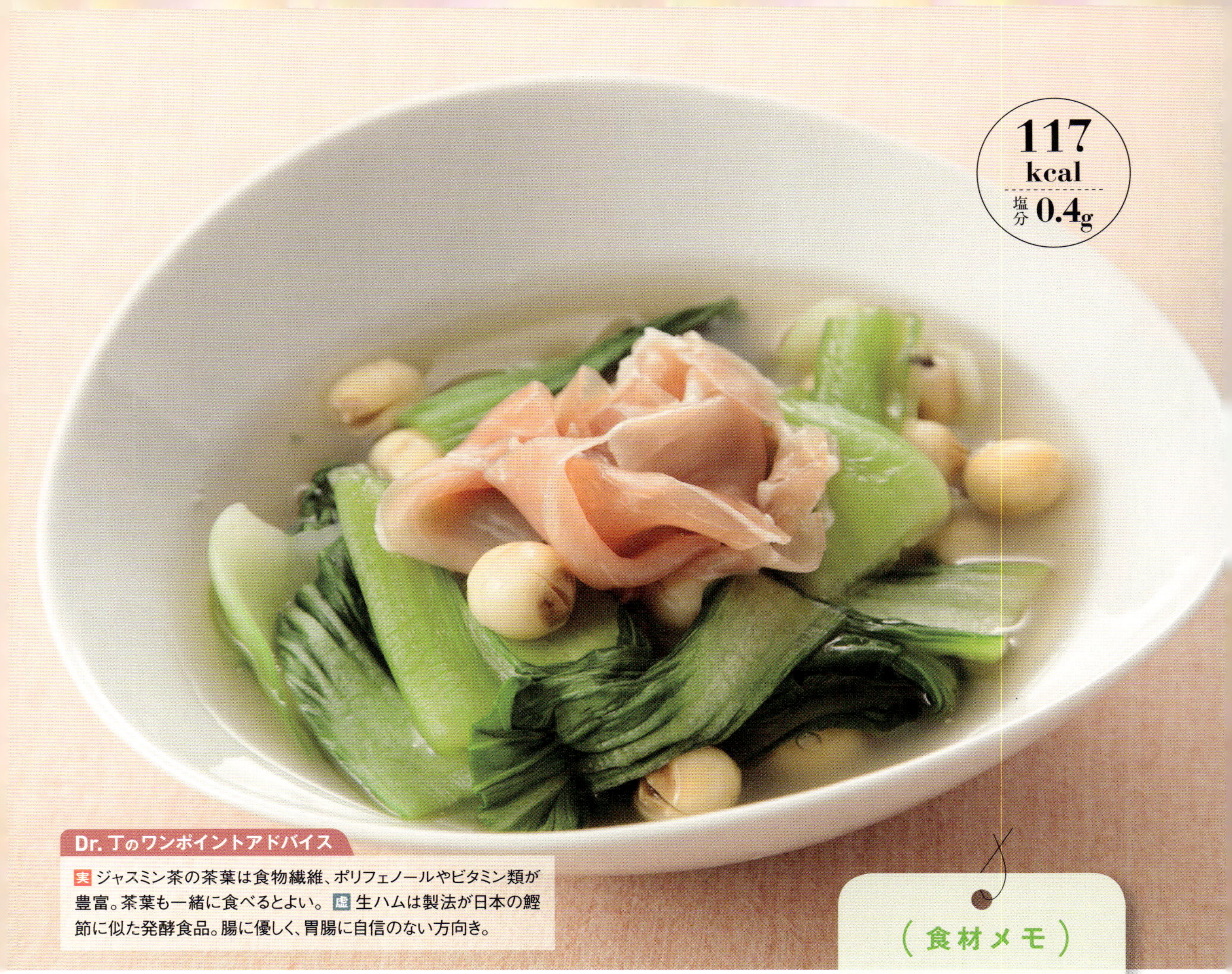

117 kcal
塩分 0.4g

Dr. Tのワンポイントアドバイ스Dr. Tのワンポイントアドバイス

実 ジャスミン茶の茶葉は食物繊維、ポリフェノールやビタミン類が豊富。茶葉も一緒に食べるとよい。 虚 生ハムは製法が日本の鰹節に似た発酵食品。腸に優しく、胃腸に自信のない方向き。

チンゲン菜とはすの実の煮込み

ジャスミン茶でさっと煮た野菜が新鮮な味わい。
生ハムを花のようにあしらって見た目も美しく。

（食材メモ）

はすの実

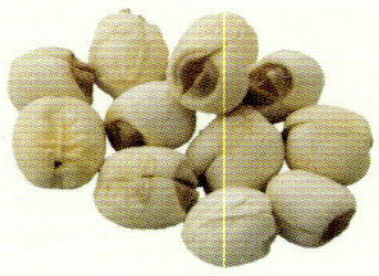

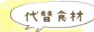

心を落ち着かせ不眠を解消する力もあります。滋養強壮、疲労回復にも。

【材料（4人分）】

チンゲン菜…4株
生ハム…4枚
ジャスミン茶…2カップ
はすの実…100g
塩…小さじ1/2強
こしょう…少々
水溶き片栗粉…大さじ2

代替食材

はすの実がないときは、くこの実で代用してもよい。

【作り方】

1. チンゲン菜は一口大に、生ハムは半分に切る。
2. ジャスミン茶を火にかけ、チンゲン菜を入れて火を通し、はすの実を入れて塩こしょうで味を整え、水溶き片栗粉でまとめる。
3. 生ハムを入れ、さっと火を通す。

牡蠣のマリネ オレンジ風味

パーティーにもぴったりなフルーティーなマリネ。
セロリと玉ねぎのシャキシャキ感がたまらない。

【材料（4人分）】

牡蠣…250g
セロリ…1本
玉ねぎ…1/2個
オレンジ…1個
A
　レモン汁…大さじ2
　塩こしょう…適宜
　アマニオイル…大さじ2
　オリーブオイル…大さじ2

【作り方】

1. 牡蠣をきれいに洗い、熱湯でゆっくり火を通す。
2. セロリ、玉ねぎはスライスし、オレンジは薄皮を取る。
3. Aを合わせてドレッシングを作り、バットに入れて1、2を漬け込む。黒こしょうを多めにすると風味がよい。

Dr. Tのワンポイントアドバイス

実 牡蠣が、抗不安薬などの長期服用で疲れた肝臓の働きを活発に。 虚 冷え症の方は牡蠣を本レシピのように加熱し、生では多食しないように。

161 kcal
塩分 1.0g

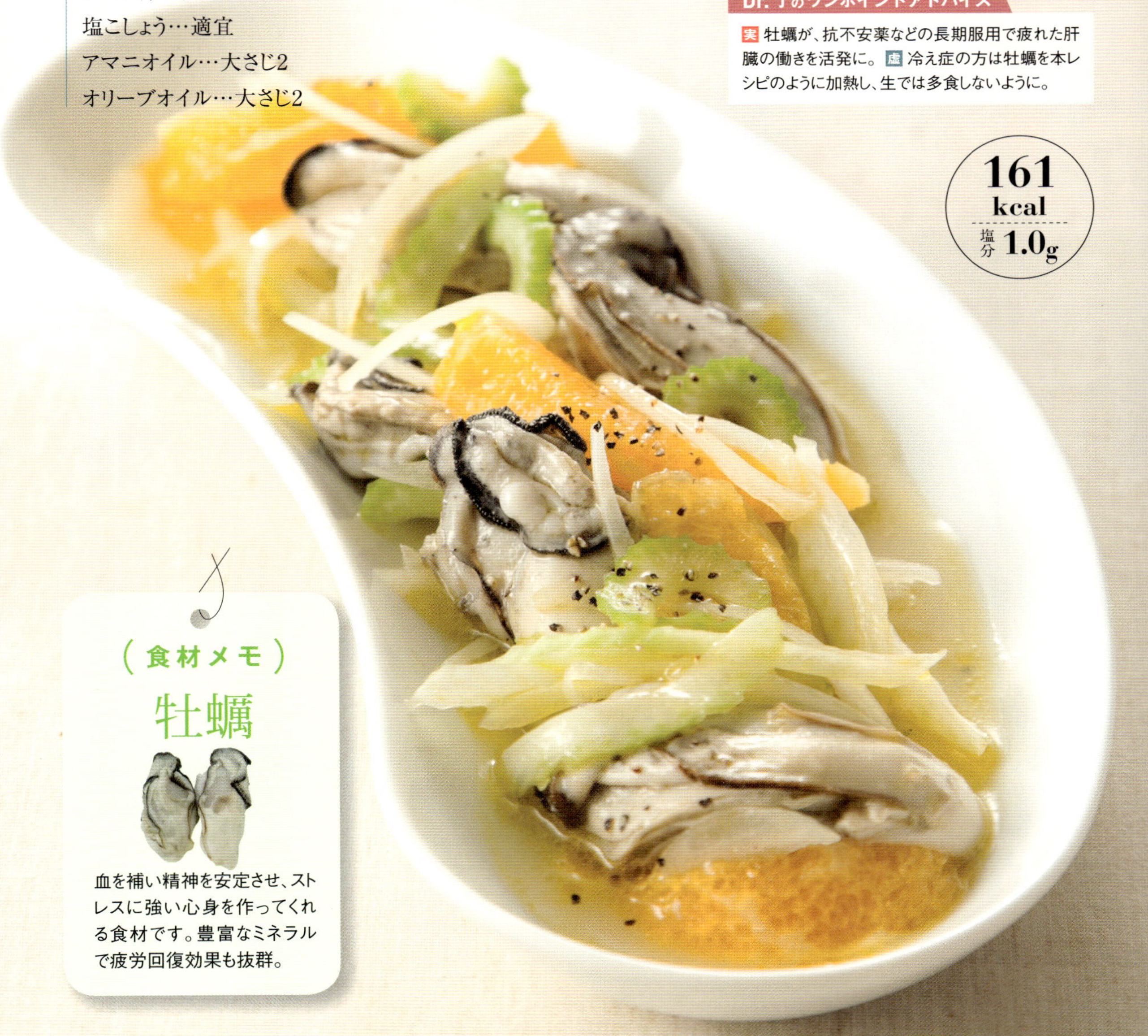

（食材メモ）

牡蠣

血を補い精神を安定させ、ストレスに強い心身を作ってくれる食材です。豊富なミネラルで疲労回復効果も抜群。

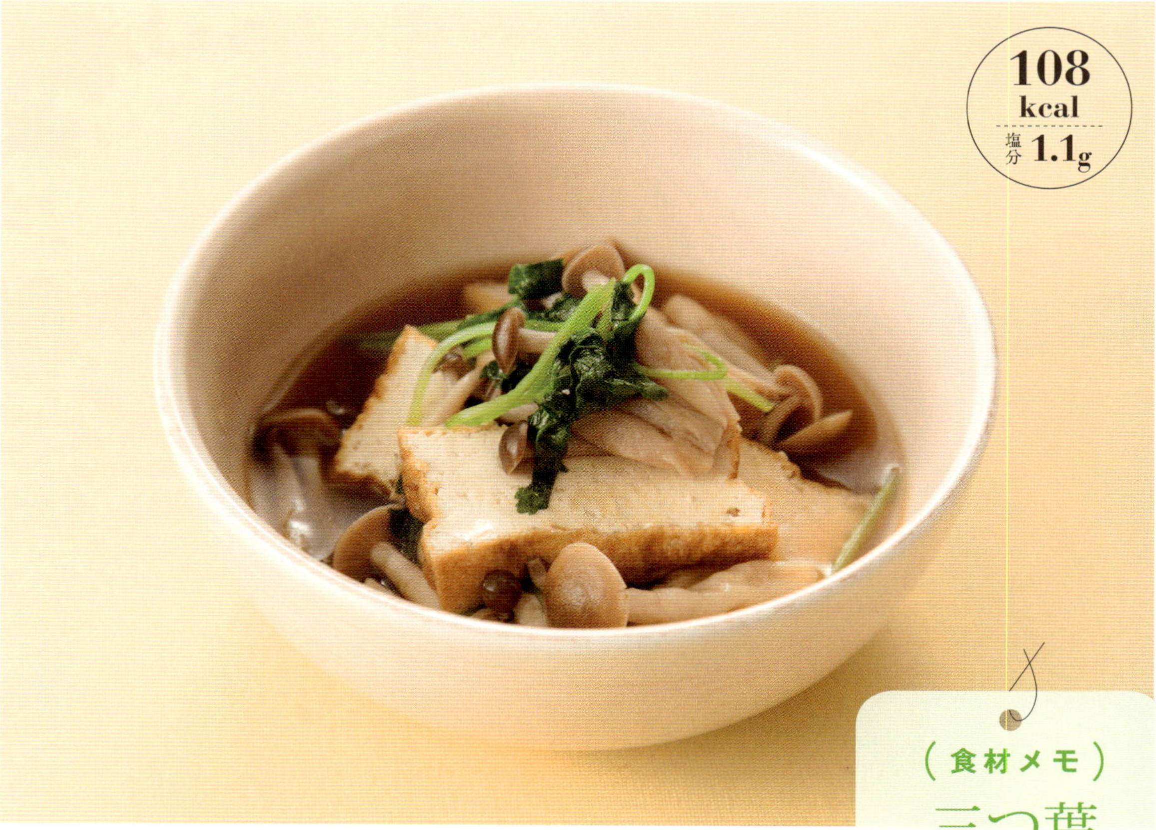

108
kcal
塩分 1.1g

（食材メモ）
三つ葉

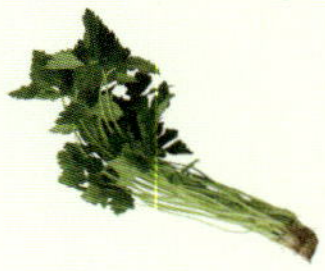

さわやかな香りが気のめぐりをよくしてリラックス効果が。ストレスがたまっている人や食欲不振の人におすすめ。

三つ葉のさっと煮

何気ない毎日のおそうざいに
ジャスミン茶を足して漢方テイストをプラス。

【材料（4人分）】

三つ葉…2束
しめじ…2パック
厚揚げ…2枚
ジャスミン茶…2カップ
しょうゆ…大さじ2

【作り方】

1. 三つ葉はざく切りにし、しめじはほぐしておく。
2. 厚揚げは熱湯で3分ぐらいゆでてざるにとり、1cm幅の細切りにする。
3. ジャスミン茶にしょうゆを入れ、厚揚げ、しめじを入れて中火にかける。沸騰したら三つ葉を入れてさっと味を整える。

この食べ合わせがGOOD!

三つ葉＋ジャスミン茶

ジャスミン茶は気のめぐりをよくして胃もたれやイライラを解消するので、三つ葉と合わせてダブル効果が。

Dr. Tのワンポイントアドバイス

実 三つ葉、しめじ、茶葉は食物繊維が多く腸内環境を整え、腸内で作られるカテコールアミンなどの脳の活動物質の産生も助ける。虚 ジャスミン茶のかわりに抹茶を薄めて使っても香りが楽しめる。

ゆり根のオイスターソース煮

ほっくりとしたゆり根としいたけの食感を楽しめて
心から温まる一皿です。

【材料（4人分）】

ゆり根…2玉
しいたけ…8枚
ねぎ…1本
水…1カップ
オイスターソース…大さじ1
しょうゆ…大さじ1
水溶き片栗粉…小さじ2

【作り方】

1. ゆり根は1枚ずつはがしてきれいに洗い、掃除する。
2. しいたけは1枚を3等分に切る。ねぎは斜め1cm厚さに切る。
3. 鍋に水を入れ、12とオイスターソース、しょうゆを入れて火を通し、水溶き片栗粉でまとめる。

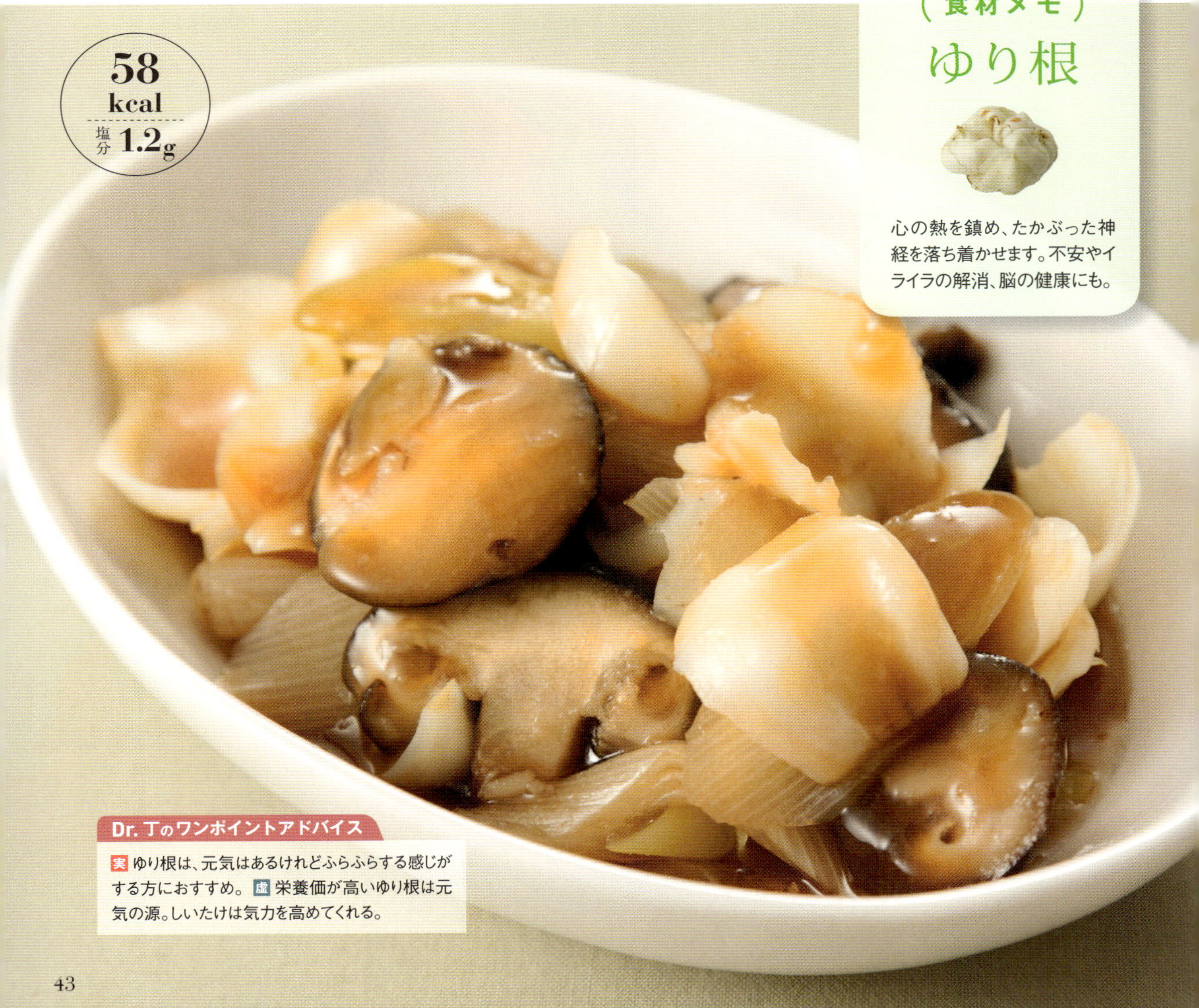

58 kcal
塩分 1.2g

（食材メモ）

ゆり根

心の熱を鎮め、たかぶった神経を落ち着かせます。不安やイライラの解消、脳の健康にも。

Dr. 丁のワンポイントアドバイス

実 ゆり根は、元気はあるけれどふらふらする感じがする方におすすめ。虚 栄養価が高いゆり根は元気の源。しいたけは気力を高めてくれる。

不眠

悩んでいる人が多い不眠。
気血水のバランスを整え、
適切な食養生で
睡眠の質と量をアップしましょう。

生活リズムと食養生で自力で眠れるように

睡眠の悩みは現代人につきもので、多くは心理的な要因によるものです。不眠症とは長期にわたり睡眠の質と量が落ち、日中に倦怠感があり、意欲が低下するなど生活に支障をきたす場合を指します。漢方では不眠を気血水の乱れと考え、そのバランスを整えることで本来の自然な睡眠を取り戻すことができるようにしますが、その際に食養生が重要です。体を温め精神を落ち着かせる食材を毎日とりましょう。脳の健康には、質のいい睡眠が欠かせません。

最近は老人性不眠が増えていますが、西洋薬に頼る生活習慣をつけてしまうと認知症などにもつながりやすいので、生活リズムの調整と食養生により、自力で眠ることを目指したいものです。

タイプ別養生法

【実証タイプ】

実証タイプの人が不眠になると、のぼせや肩こり、めまい、便秘などの症状があらわれます。夜は食べ過ぎに気をつけ、苦味成分のある野菜などで気分をさっぱりさせ、リラックスして過ごしましょう。

【虚証タイプ】

気になることがあると眠れなくなり、食欲不振やイライラ、抑うつ傾向が出ます。夜は温かい食事をとり、刺激の強いものや辛いものは控えめに。睡眠薬に頼ると気力体力が減退するので要注意です。

こんな症状

寝つきが悪い、
途中覚醒、早朝覚醒、
眠りが浅い、一度目が
覚めると眠れない、
不眠になることが不安

不眠に良い

食材

玉ねぎ、かつお、すずき、牡蠣、はつ（鶏の心臓）、春菊、金針菜、セロリ、トマト、チンゲン菜、山いも、ゆり根、チーズ、ヨーグルト、なつめ、ライチ、はすの実、納豆、ジャスミン茶

市販漢方薬

虚証…天王補心丸《てんのうほしんがん》、酸棗仁湯《さんそうにんとう》
中庸…葛根黄連黄芩湯《かっこんおうれんおうごんとう》
実証…三黄散《さんおうさん》

不眠に良いツボ

夕食の約1時間後か就寝前の約30分前に押すツボ

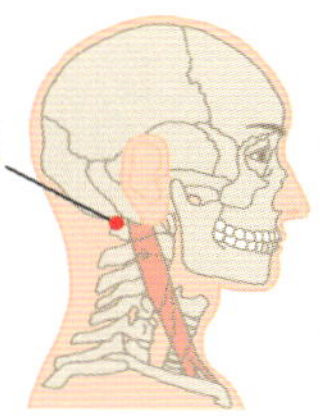

耳の後ろにある骨の突起のいちばん下にあります。不眠のほか片頭痛、疲労・倦怠感の緩和にも効果があります。

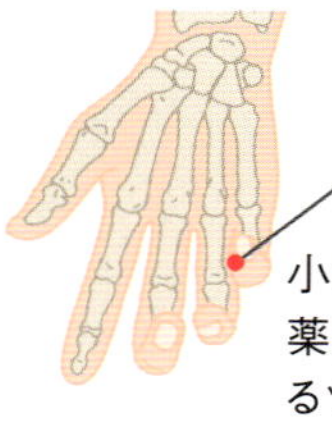

小指の爪のつけ根の薬指側の角付近にあるツボ。イライラやストレスをおさえ安眠に導いてくれます。

不眠解消のために

毎日続けられるおすすめレシピ

イチオシ食材

玉ねぎ

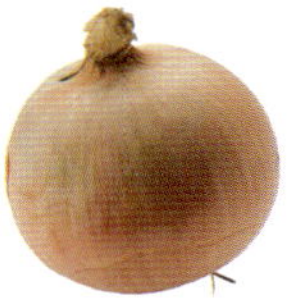

不眠に効果があるのは香りや苦みのある野菜。万能野菜の玉ねぎは安眠パワーも持っています。1日1回食卓へ。

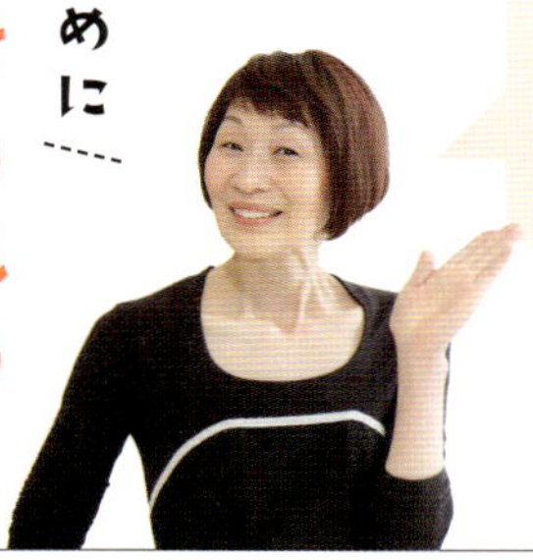

切ったあと、広げて30分ぐらいおいて辛みを抜いた方が、水にさらすより栄養分をキープできます。

玉ねぎの酢もみ納豆

143 kcal 塩分 0.8g

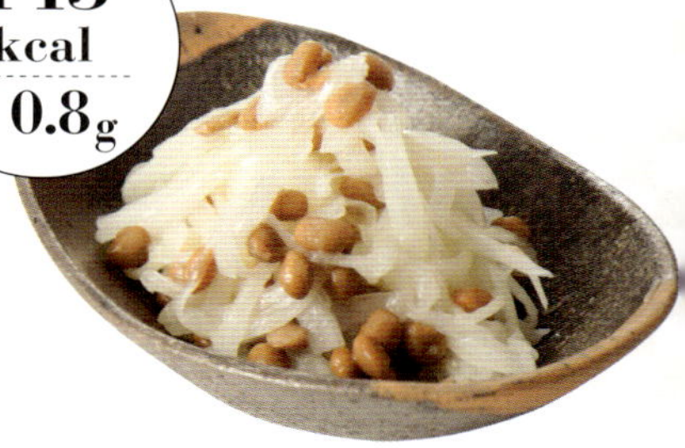

●材料（4人分）
- 玉ねぎ…2個
- 酢…大さじ2
- 塩…小さじ1/2
- 納豆…2パック
- エゴマオイル…大さじ2

●作り方
1. 玉ねぎはスライスし、酢と塩を入れてしっかりもみ、絞る。
2. 納豆をしっかり混ぜ、添付のたれとからしを入れてさらに混ぜ、1と混ぜてエゴマオイルを混ぜ込む。

玉ねぎのヨーグルトあえ

77 kcal 塩分 1.1g

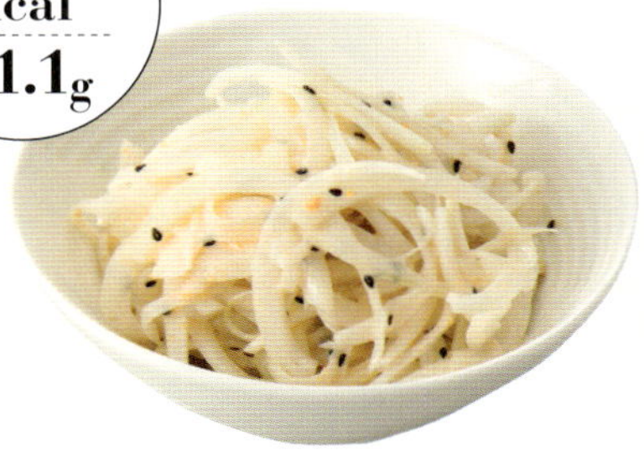

●材料（4人分）
- 玉ねぎ…2個
- みそ…大さじ2
- ヨーグルト…大さじ6
- 黒ごま…小さじ2

●作り方
1. 玉ねぎはスライスしてバットに30分ぐらい広げておく。
2. みそ、ヨーグルト、黒ごまを混ぜ、1に混ぜ込む。

玉ねぎとトマトのサラダ

38 kcal 塩分 1.5g

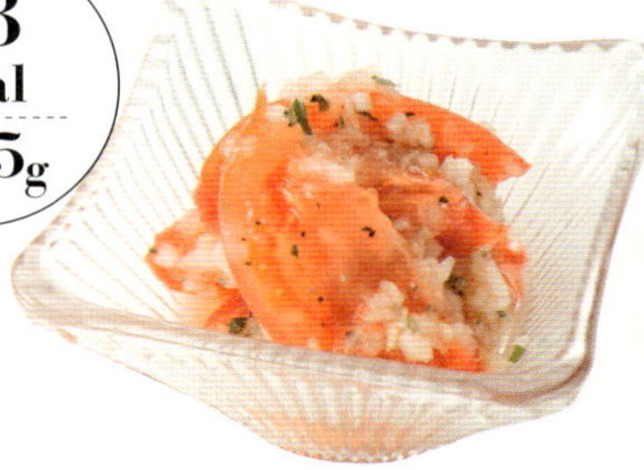

●材料（4人分）
- 玉ねぎ…1個
- 大葉…4枚
- トマト…4個
- 塩…小さじ1
- こしょう…適宜

●作り方
1. 玉ねぎと大葉をみじん切りにする。
2. トマトは8等分のくし形切りにし、1と塩こしょうを入れ、手でもみこんでなじませる。

すずきのポワレ
野菜添え

おもてなしにも向く彩りの美しい一皿。
食べる直前にアマニオイルをかけて。

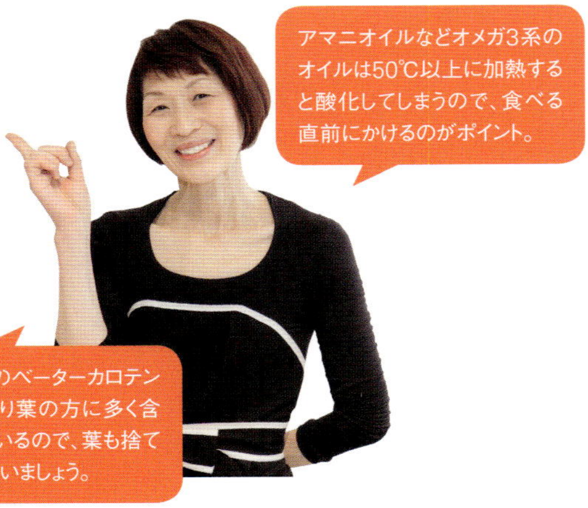
アマニオイルなどオメガ3系のオイルは50℃以上に加熱すると酸化してしまうので、食べる直前にかけるのがポイント。
セロリのベーターカロテンは茎より葉の方に多く含まれているので、葉も捨てずに使いましょう。

【材料（4人分）】

すずき…4切れ
塩こしょう…適宜
セロリ…1/2本
玉ねぎ…1個
にんじん…1/3本
塩こしょう…少々
セロリの葉…適宜
レモン…1/2個分
アマニオイル…大さじ4

【作り方】

1. すずきに塩こしょうをふる。
2. セロリ、玉ねぎ、にんじんを1cm角に刻み、フライパンに敷き、1をのせてふたをし、中火弱で蒸し焼きにする。
3. 皿にセロリの葉を敷き、塩こしょうで味を整えた野菜をのせ、すずきをのせてレモンを添える。
4. 食べるときにアマニオイルをたらす。

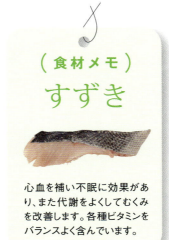

（食材メモ）
すずき

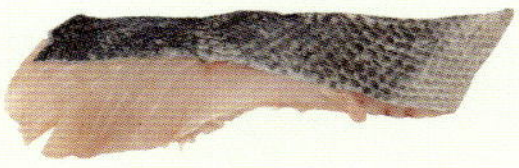

心血を補い不眠に効果があり、また代謝をよくしてむくみを改善します。各種ビタミンをバランスよく含んでいます。

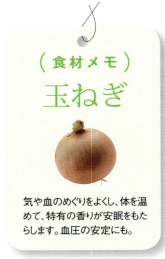

（食材メモ）
玉ねぎ

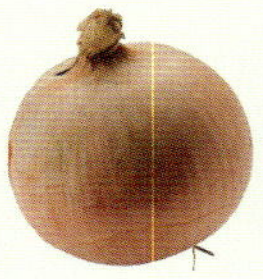

気や血のめぐりをよくし、体を温めて、特有の香りが安眠をもたらします。血圧の安定にも。

この食べ合わせがGOOD!
セロリ+油

セロリのビタミンAやベータカロテンは油に溶けやすいので、油を使う調理法だと効率よく吸収できます。

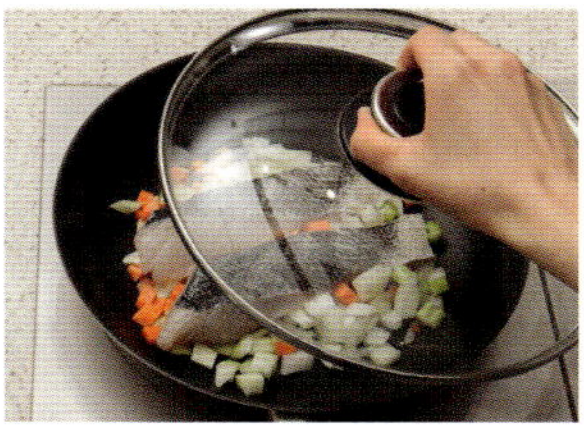

野菜にすずきをのせたらふたをして中火弱で蒸し焼きにし、うまみをじっくり引き出します。

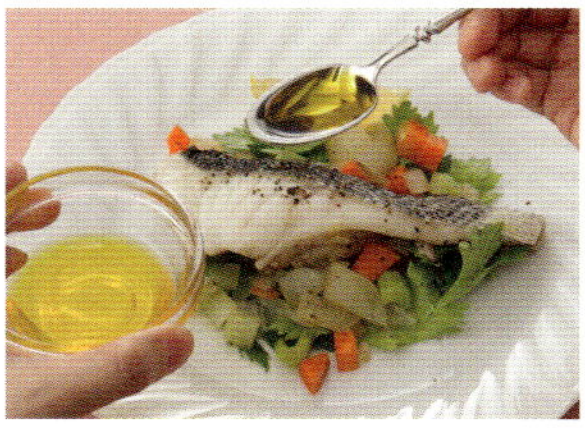

アマニオイルは加熱してはいけない（p.54参照）ので、食べるときにかけます。

234
kcal
塩分 0.7g

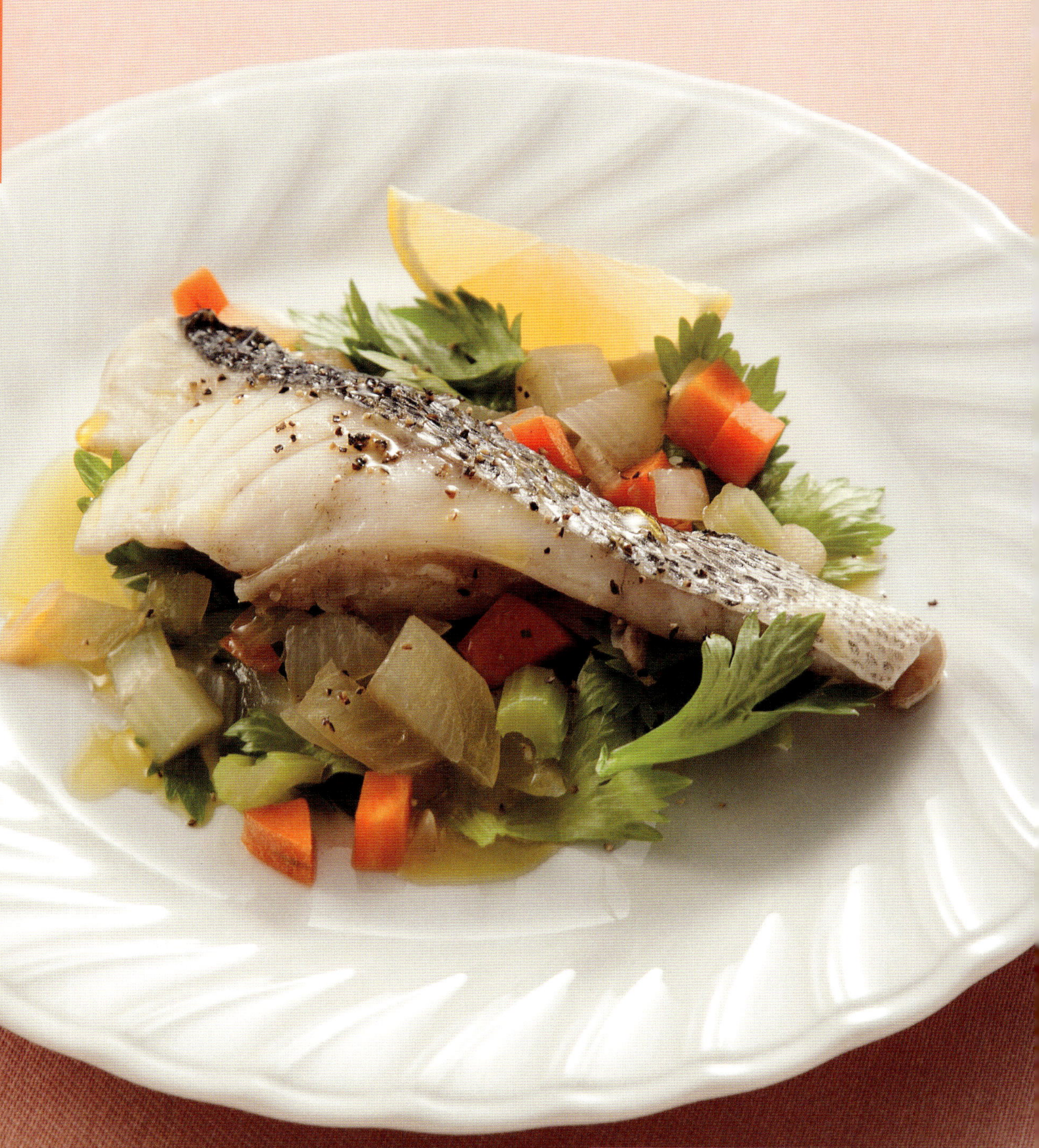

Dr. 丁のワンポイントアドバイス

実 野菜類の加熱時間をなるべく短めにすると、眠りを誘う効果のある成分が残りやすくなる。 虚 夕食は早めにすませ、就寝前に胃が空になるようにすると寝入りやすい。

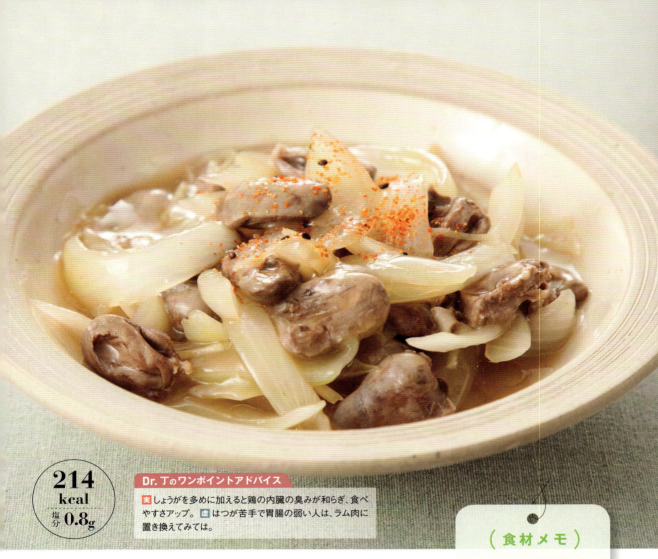

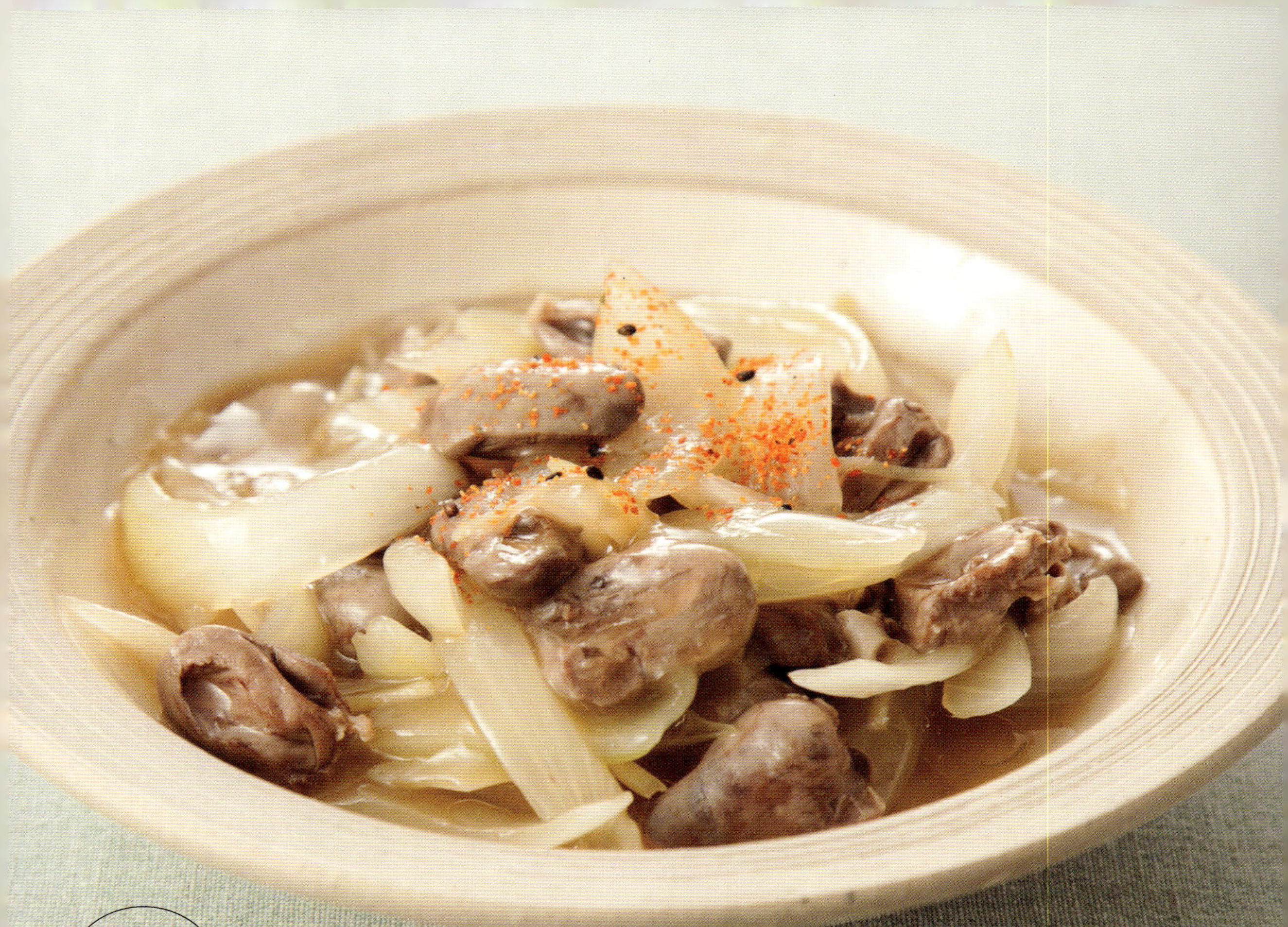

214
kcal
塩分 0.8g

Dr. Tのワンポイントアドバイス

実 しょうがを多めに加えると鶏の内臓の臭みが和らぎ、食べやすさアップ。 虚 はつが苦手で胃腸の弱い人は、ラム肉に置き換えてみては。

はつの中華風煮物

オイスターソースの風味が効いた深い味わい。
最後にエゴマオイルを回しかけて。

（食材メモ）

はつ

心の働きを高め、不眠に効果があります。鉄分も豊富で、レバーより処理が簡単なので気軽に使いたい食材です。

【材料（4人分）】

はつ（鶏の心臓）…300g
しょうが…15g
玉ねぎ…大1個（300g）
オイスターソース…大さじ1
しょうが…300g
塩こしょう…小さじ1/2
七味唐辛子…適宜
水…1カップ
エゴマオイル…大さじ1

【作り方】

1. はつは切り開いてよく洗ってきれいに掃除し、一口大に切る。
2. しょうがは千切り、玉ねぎは1cm厚さに切る。
3. 鍋に水を入れて火にかけ、沸騰したらしょうがとはつを入れてあくをひく。玉ねぎを入れ、オイスターソースと塩こしょうで味を整え、最後に七味唐辛子を混ぜ込み、エゴマオイルを回しかける。

玉ねぎのみそあえ

シンプルで食べ飽きないので常備菜としても。
食べ続けて心地よい眠りを手に入れましょう。

【材料(4人分)】

玉ねぎ…2個(500g)
しょうが…20g
A
みそ…大さじ2
酒…大さじ2
白ごま…大さじ1
エゴマオイル…大さじ1

【作り方】

1. 玉ねぎを一口大に切り、熱湯でさっとゆでて水気を切る。
2. しょうがをみじん切りにし、Aと合わせ、1を混ぜ込む。

119 kcal
塩分 1.3g

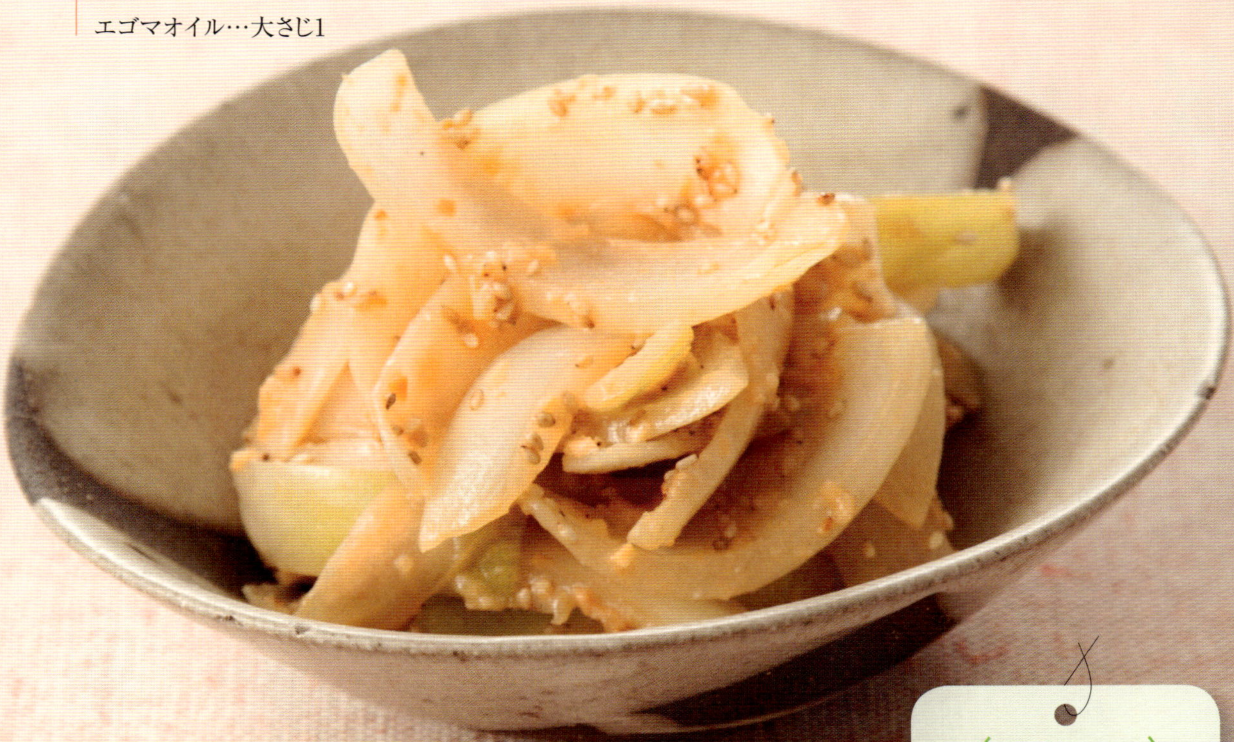

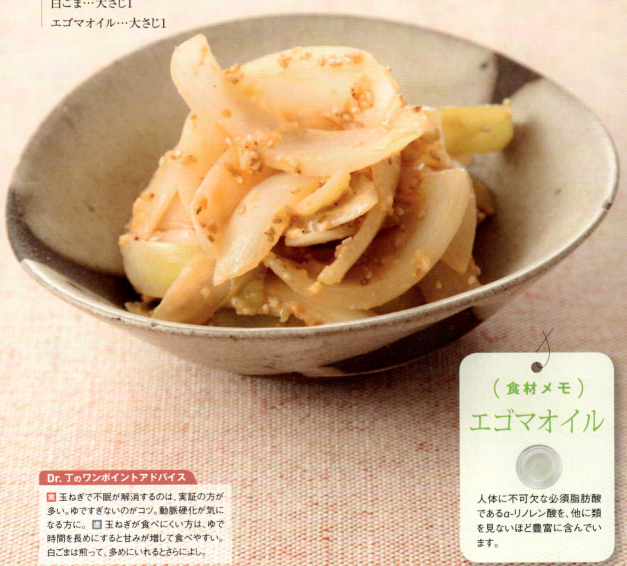

Dr. 丁のワンポイントアドバイス

実 玉ねぎで不眠が解消するのは、実証の方が多い。ゆですぎないのがコツ。動脈硬化が気になる方に。 虚 玉ねぎが食べにくい方は、ゆで時間を長めにすると甘みが増して食べやすい。白ごまは煎って、多めにいれるとさらによし。

(食材メモ)

エゴマオイル

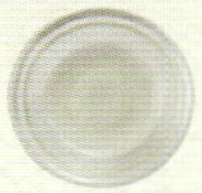

人体に不可欠な必須脂肪酸であるα-リノレン酸を、他に類を見ないほど豊富に含んでいます。

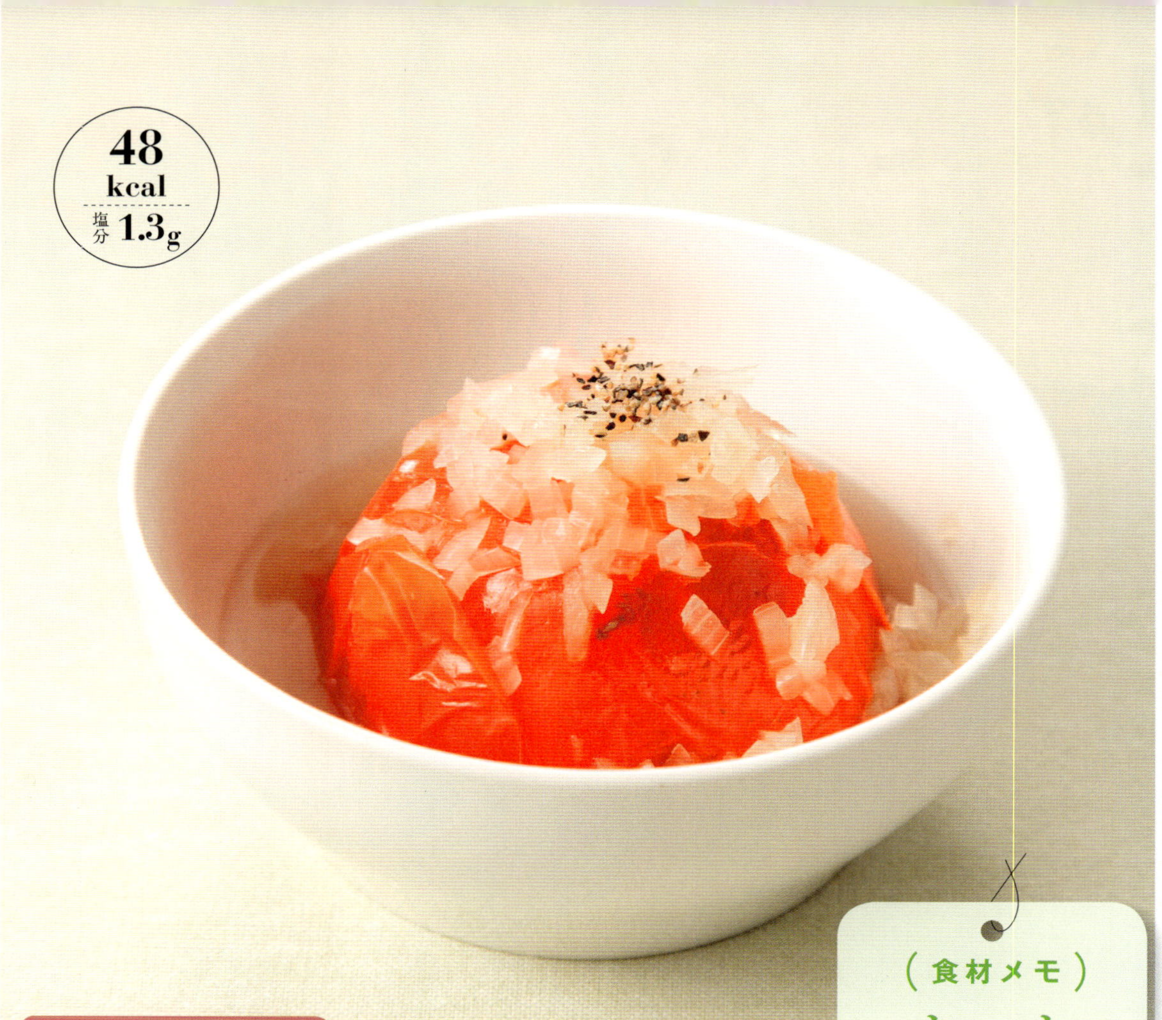

48
kcal
塩分 1.3g

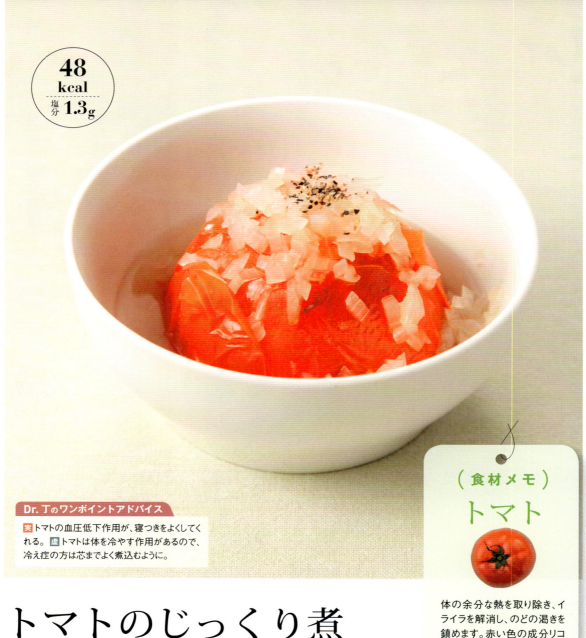

Dr. T のワンポイントアドバイス

実 トマトの血圧低下作用が、寝つきをよくしてくれる。 虚 トマトは体を冷やす作用があるので、冷え症の方は芯までよく煮込むように。

（食材メモ）

トマト

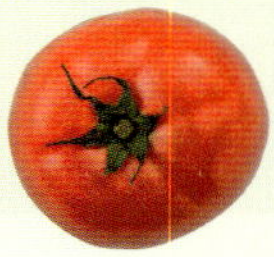

体の余分な熱を取り除き、イライラを解消し、のどの渇きを鎮めます。赤い色の成分リコピンに高い抗酸化力が。あえて青臭さの残る露地栽培のものを選ぶとよい。

トマトのじっくり煮

トマトを姿のまま煮たかわいらしい一品ですが頼もしい安眠の友になります。

【材料（4人分）】

トマト…4個
玉ねぎ…1/2個
水…大さじ3
塩…小さじ1弱
こしょう…少々

この食べ合わせがGOOD!

トマト＋玉ねぎ

ともに強い抗酸化力を持ち、老化予防に相乗効果を発揮するとともに、安眠効果も強まります。

【作り方】

1. トマトのへたをとり、玉ねぎをみじん切りにする。
2. トマトを小鍋に入れて玉ねぎをのせ、塩を振り、分量の水を加えてふたをして弱火で30分くらい煮込み、こしょうを振る。

81 kcal
塩分 0.7g

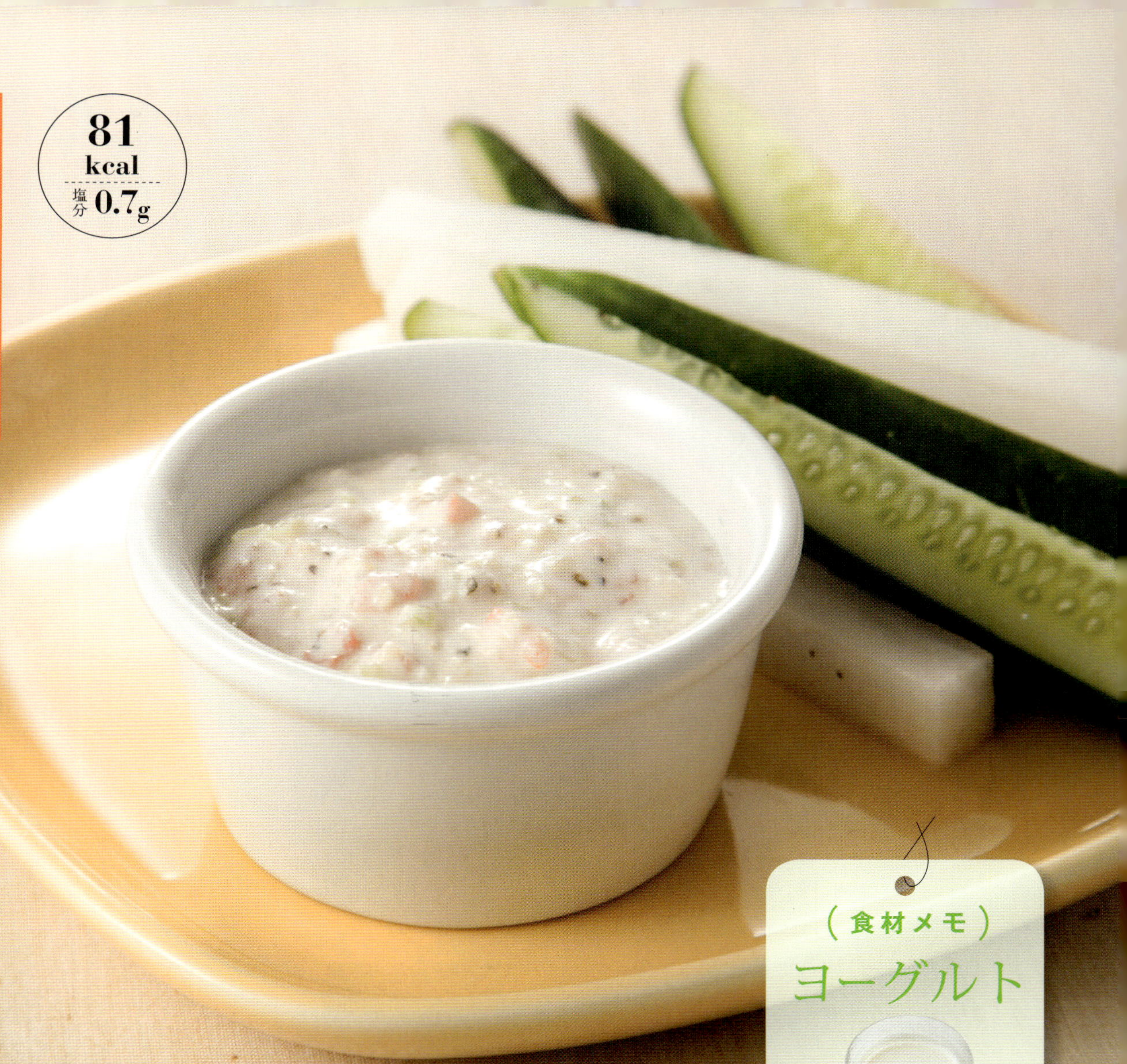

ヨーグルトディップ

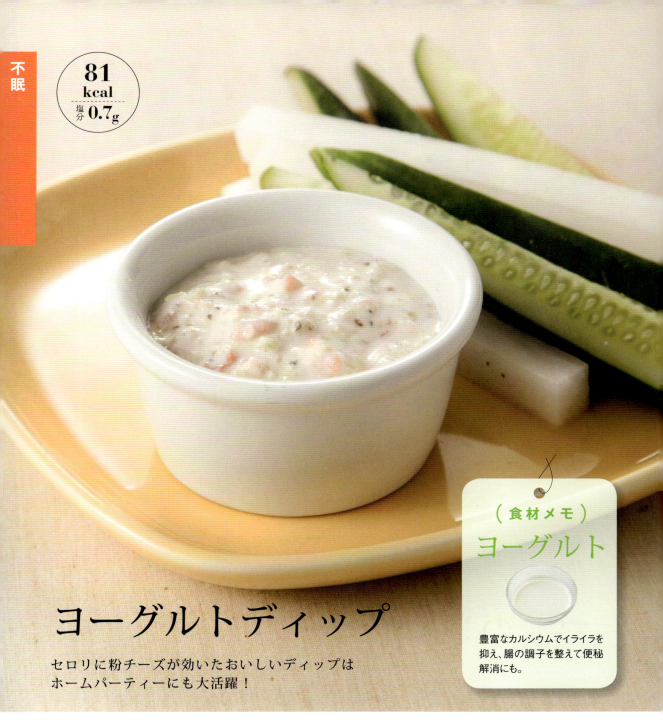

セロリに粉チーズが効いたおいしいディップは
ホームパーティーにも大活躍！

（食材メモ）
ヨーグルト

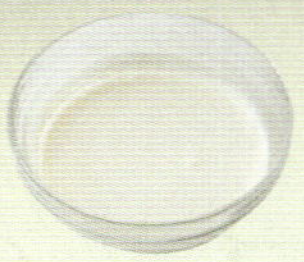

豊富なカルシウムでイライラを抑え、腸の調子を整えて便秘解消にも。

【材料（4人分）】

A
- ヨーグルト…1カップ
- 粉チーズ…大さじ4
- セロリ（みじん切り）…大さじ4
- トマト（みじん切り）…大さじ4
- 塩こしょう…少々

きゅうり…1本
大根…200g（1/4本）

【作り方】

1. Aを混ぜ合わせ、塩こしょうで味を整える。
2. きゅうり、大根など野菜スティックを添える。

Dr. 丁のワンポイントアドバイス

実 大根は、辛みのあるものを選ぶと気分が落ち着く。虚 生野菜が苦手な方は温野菜にして。乳製品が苦手な方は豆乳ヨーグルト（例:p.88）で。

頭痛・めまい

長く続く慢性的な頭痛やめまいはつらいもの。
気血水のバランスを整えることを重視して食材を選びましょう。

こんな症状

頭の片側または両側がズキズキ痛む（片頭痛）、頭全体がしめつけられるように痛む（緊張型頭痛）、頭が重痛い、ふらふらする感じ、体がゆれる、二日酔

いろいろなタイプがあるので それぞれに合わせた食養生を

頭痛にはいろいろなタイプがありますが、代表的なのが片頭痛と緊張型頭痛です。漢方では、頭痛の原因を気・血・水のバランスの乱れととらえ、それぞれの異常に合わせて対処します。気のめぐりが悪い場合はストレスの緩和や生活習慣の改善、血のめぐりが悪い場合は血行不良の改善を目指した食養生が大切です。

また、めまいは水分代謝の異常や、首頭部などの上半身に血が滞っていることが原因ととらえ、水の代謝をよくしたり、血行の改善で対処します。

頭痛にもめまいにもさまざまなタイプがあります。安易に自己判断せず、心配なときは専門医の診断を受けて、脳血管障害など重篤な病気の有無を確認しましょう。

タイプ別養生法

【実証タイプ】

実証タイプは高血圧による頭痛に悩まされることがよくあります。また、暑がりで水分を取りすぎるタイプの人は回転性めまいを起こしがち。高血圧による頭痛の場合もあるので油断は禁物です。

【虚証タイプ】

後頭部から頭全体がしめつけられるような緊張型頭痛や頭重感に苦しんだり、疲労やストレスによる立ちくらみが起きたりします。休息を大事にし、軽い運動を心がけ、体を温める食材をとりましょう。

頭痛・めまいに良い

食材

ほたて、あさり、はまぐり、菊花、セロリ、春菊、ピーマン、うど、菜の花、小松菜、大根、かぶ、三つ葉、パセリ、ミント、グレープフルーツ、びわ、ゆず、みかん、マイマイカ（ハマナスのつぼみ）、あずき

市販漢方薬

虚証…当《とう》帰《き》四《し》逆《ぎゃく》加《か》呉《ご》茱《しゅ》萸《ゆ》生姜湯《しょうようとう》

中庸…連珠飲《れんじゅいん》

実証…沢瀉湯《たくしゃとう》、続命湯《ぞくめいとう》

頭痛・めまいに良いツボ

頭痛が生じたら押すツボ

後頭部の髪の生え際にある2本の太い筋肉の両外側にあるくぼみで、自律神経の不調、頭痛、肩こりや精神の疲れ・ストレスを癒します。

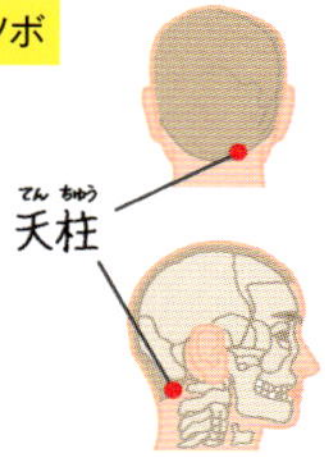

めまいが生じたら押すツボ

頭頂部の中心のツボ。自律神経を安定させ、めまいだけでなく多くの症状に効果があります。

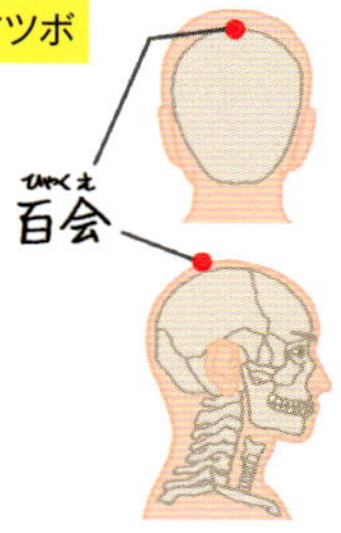

イチオシ食材

大根

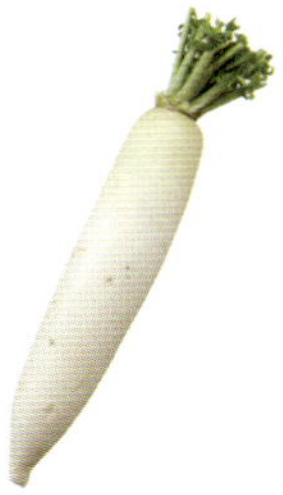

頭痛・めまい解消のために

毎日続けられるおすすめレシピ

気のめぐりを改善して頭痛やめまいをやわらげる食材、大根。生食は食べる直前に作るのがポイントです。

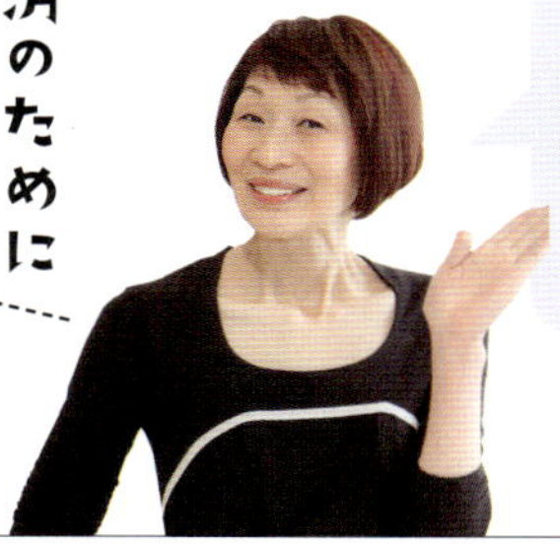

大根の酵素を生かすには生食がいいですが、単なる大根おろしでは飽きてしまいます。納豆を合わせたり、マリネにしたり、スパイスを合わせたりして楽しく。

大根おろしのおかかのせ

77 kcal
塩分 1.0g

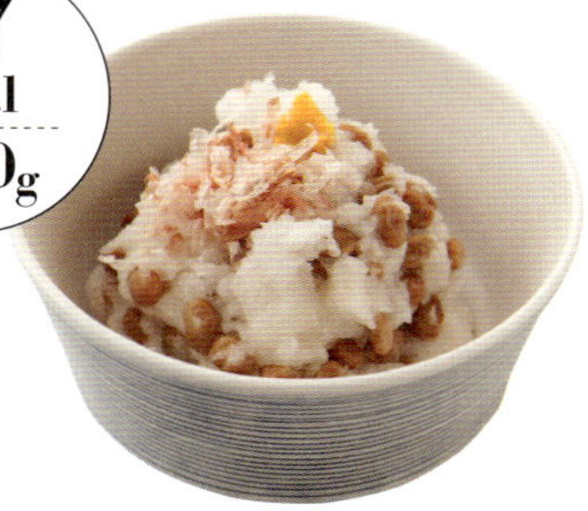

●材料（4人分）
- 大根…400g（1/2本）
- 納豆…2パック
- かつおぶし…5g
- しょうゆ…適宜

●作り方
1. 大根はすりおろし、水気を軽く切っておく。
2. 納豆をしっかり混ぜ、かつおぶしと1を混ぜて器に盛り、しょうゆをかける。

大根のミルクマリネ

48 kcal
塩分 0.5g

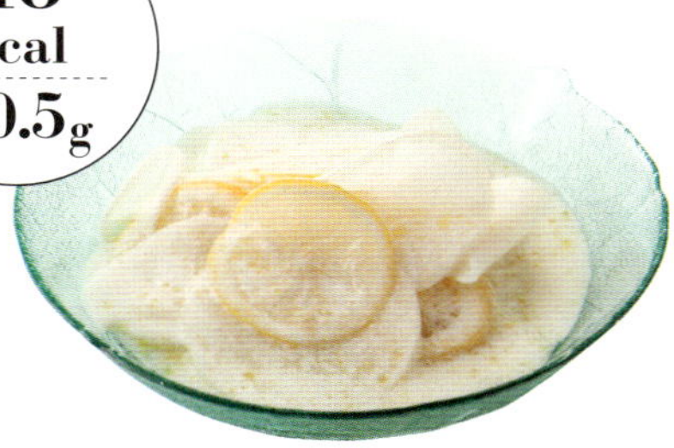

●材料（4人分）
- 大根…400g（1/2本）
- レモン…1/2個
- 牛乳…1/2カップ
- 塩…小さじ1/2強
- こしょう…少々
- アマニオイル…大さじ1

●作り方
1. 大根をスライスし、塩（分量外）をしてしばらく置いてから絞る。
2. 輪切りにしたレモン、牛乳、塩こしょう、アマニオイルを入れ、漬け込む。

大根の塩もみ ゆずこしょう風味

19 kcal
塩分 0.7g

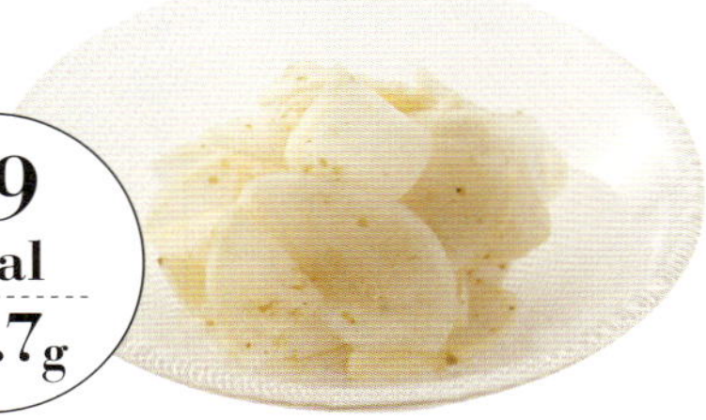

●材料（4人分）
- 大根…400g（1/2本）
- 塩…4g
- ゆずこしょう…小さじ1

●作り方
1. 大根を薄い半月切りにし、分量の塩をもみこんで絞る。
2. ゆずこしょうを混ぜる。

ほたてのステーキ
香草添え

サッとソテーしてフレッシュな香草をのせるだけ。
バルサミコ酢のさわやかな酸味で気分もリフレッシュ。

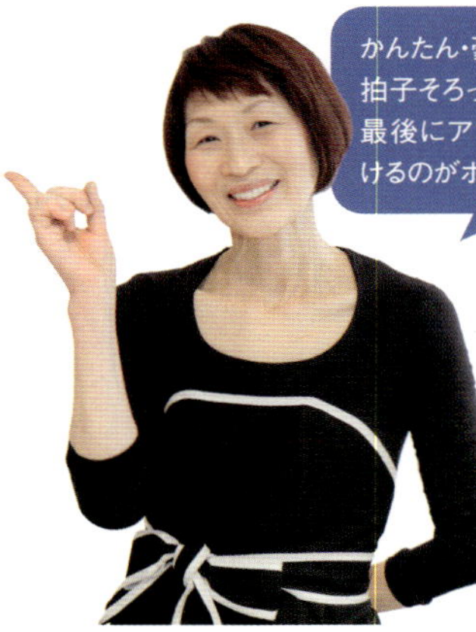

かんたん・豪華・美味の三拍子そろったレシピです。最後にアマニオイルをかけるのがポイント。

【材料(4人分)】

ほたて…8個
塩こしょう…少々
オリーブオイル…大さじ1
三つ葉…1束
パセリ…10g
ミント…2枚
バルサミコ酢…大さじ2
アマニオイル…大さじ4

この食べ合わせがGOOD!

三つ葉+パセリ+ミント

香味野菜は気のめぐりをよくするので、3種類そろえてトリプルパワーを期待しましょう。好みによっていろいろな組み合わせを試してみましょう。

【作り方】

1. ほたてに塩こしょうし、オリーブオイルで焼く。
2. 三つ葉、パセリ、ミントを刻んで皿にのせ、1を盛り合わせ、バルサミコ酢とアマニオイルを回しかける。

(食材メモ)

三つ葉

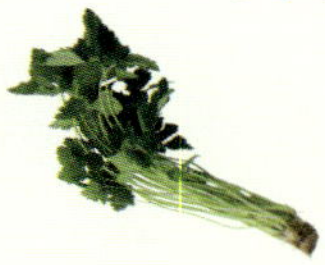

さわやかな香りが気のめぐりをよくしてリラックス効果が。ストレスがたまっている人や食欲不振の人におすすめ。

Column

オメガ3オイルのパワー

近ごろ耳にすることの多い「オメガ3」。魚油に含まれるDHAやEPA、、そして亜麻の種子やエゴマに含まれるα-リノレン酸などの脂肪酸を総称してこう呼びます。血流改善やコレステロール値の低下、アレルギー抑制など幅広い効果が期待されていますが、人体では合成されません。オメガ3オイルを含む食材はいわし、さばなどの青魚、くるみ、ケールやほうれん草などの緑黄色野菜、大豆製品など多様ですが、アマニオイルやエゴマオイルを使うことで効率よく摂取できます。

厚生労働省で推奨しているオメガ3オイルの摂取量は1日1g。とりすぎに注意し、また、熱に弱いので加熱調理には使えません。できあがった料理にかけて食べましょう。酸化しやすいので、低温・遮光保存し、2カ月程で使いきることも大切です。本書では彩りやあわせる調味料で2つを使い分けていますが、初めて使う方はくせの少ないエゴマオイルからお試しを(アマニオイルのかわりに使ってもOK)。

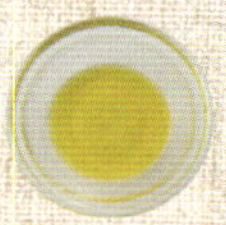

アマニオイル

亜麻という花の種子からとれる。人によってやや生臭さを感じる。

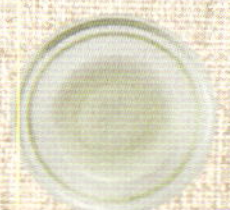

エゴマオイル

しそ科の植物からとれる。アマニオイルよりくせが少ない。

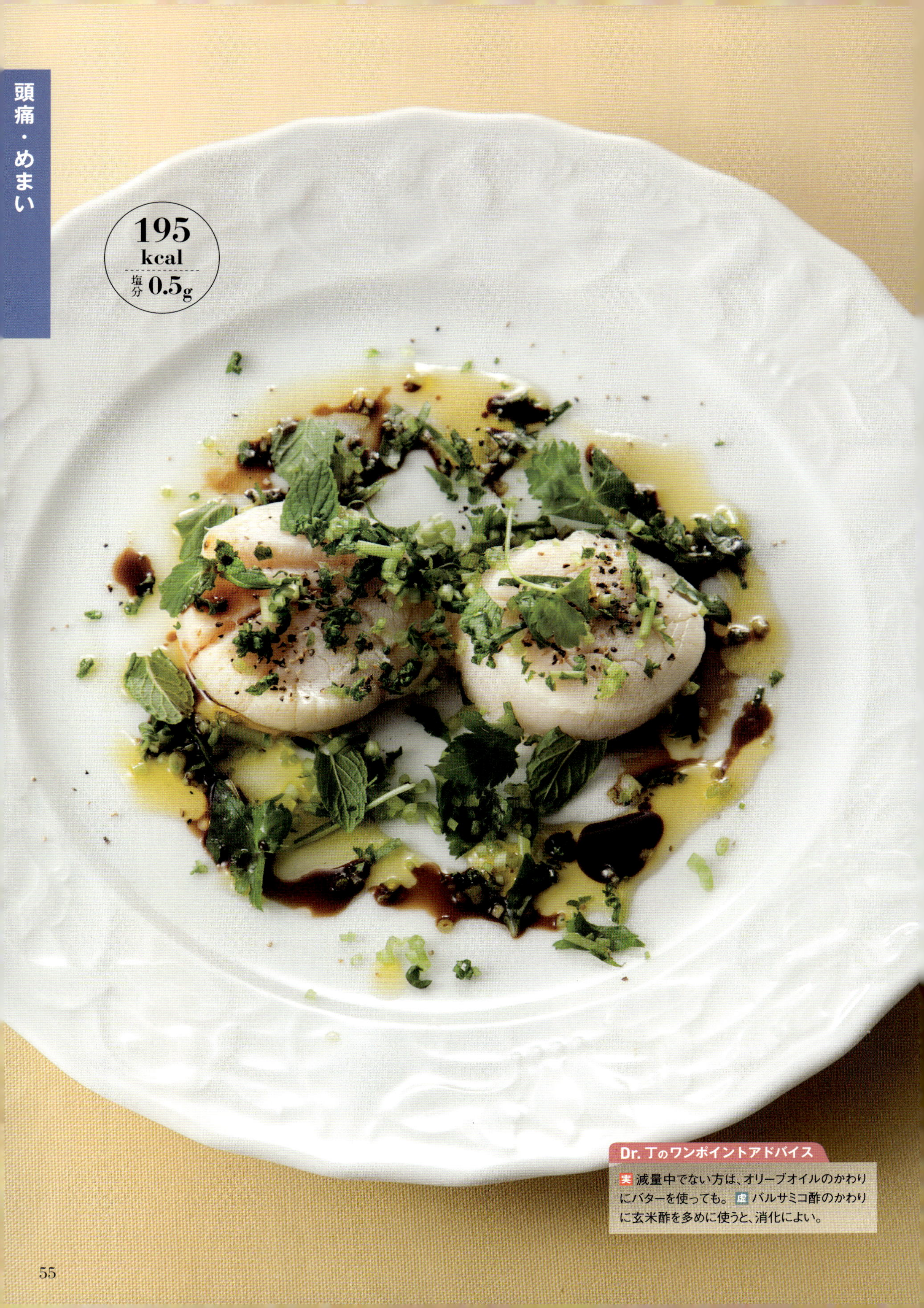

195 kcal
塩分 0.5g

Dr. Tのワンポイントアドバイス

実 減量中でない方は、オリーブオイルのかわりにバターを使っても。虚 バルサミコ酢のかわりに玄米酢を多めに使うと、消化によい。

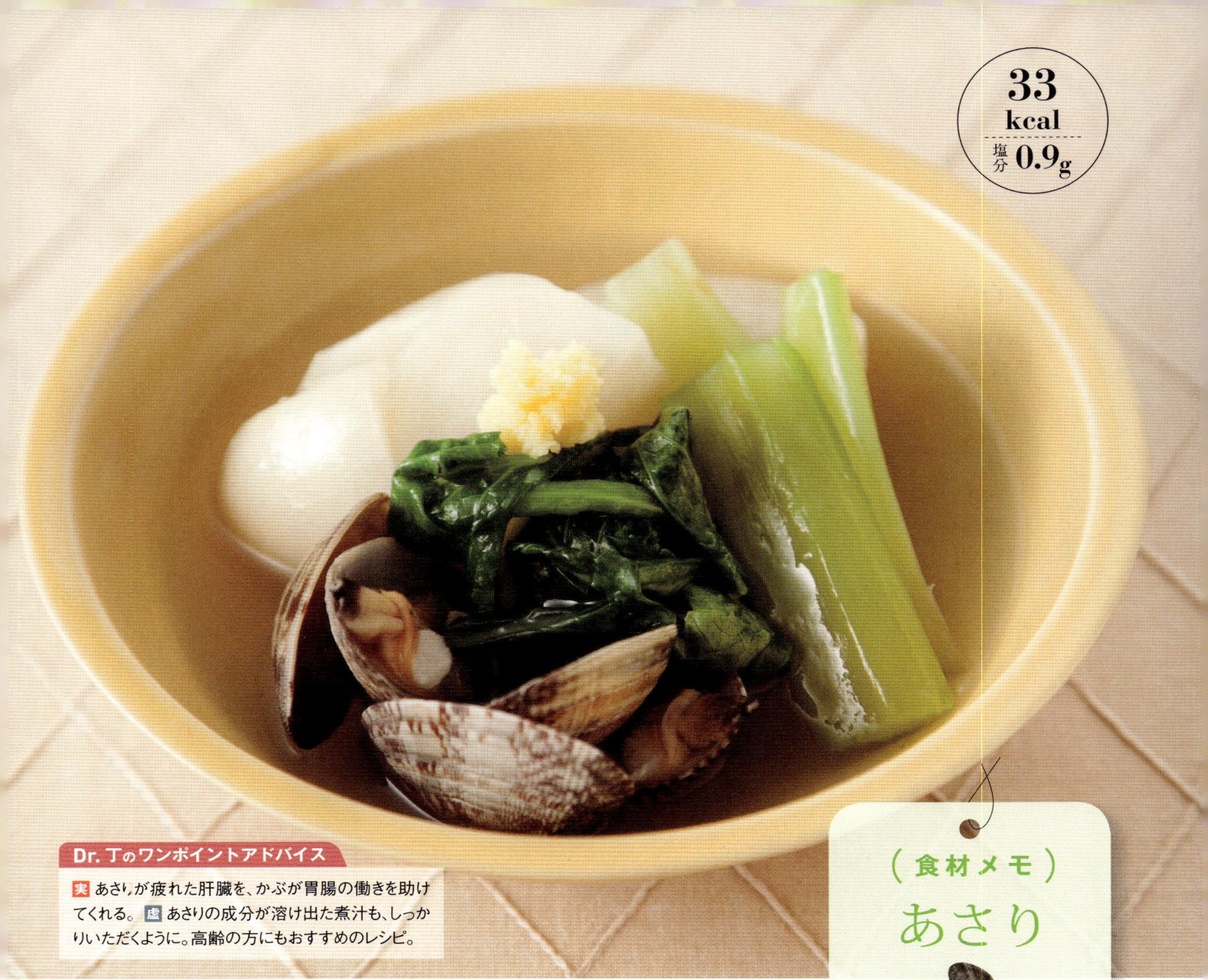

33 kcal
塩分 0.9g

Dr. T のワンポイントアドバイス

実 あさりが疲れた肝臓を、かぶが胃腸の働きを助けてくれる。虚 あさりの成分が溶け出た煮汁も、しっかりいただくように。高齢の方にもおすすめのレシピ。

あさりとかぶの煮物

ミネラルたっぷりのあさりのだしで
気のめぐりをよくする野菜を優しく煮込みました。

【材料(4人分)】

かぶ…4個
セロリ…1本
あさり…1パック
水…2カップ
塩…小さじ1/2
かぶの葉…適宜
水溶き片栗粉…大さじ2
しょうが(すりおろし)…1かけ分

【作り方】

1. かぶは8等分のくし型切りに、セロリは5cmぐらいに切る。あさりとかぶ、分量の水を火にかけ、沸騰してあさりの殻が開いたら取り出し、セロリを入れてやわらかくなるまで煮る。
2. 塩で味をととのえ、1のあさり、かぶの葉を入れ、水溶き片栗粉でまとめる。
3. 器に盛り、おろししょうがをのせる。

(食材メモ)

あさり

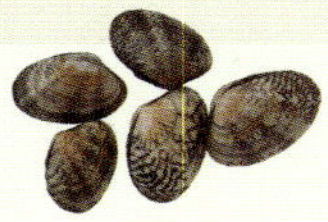

ビタミンB_{12}や鉄分、マグネシウムが豊富で、貧血予防や血流改善効果があります。

(食材メモ)

かぶ

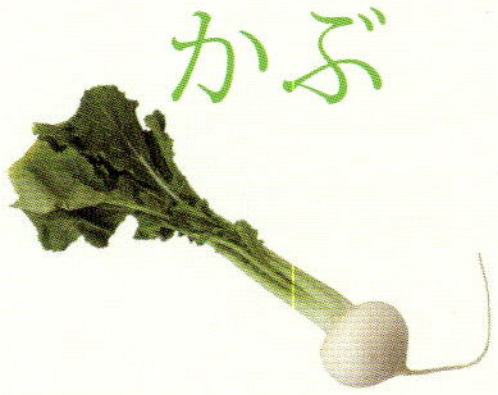

頭に上った気をおろし、のぼせや頭痛を改善。ビタミンC豊富な葉も食べましょう。

ピーマンの詰め焼き

やわらかな食感の和風スタッフドピーマンです。
詰め物はかつおぶし、長いも、みそを混ぜるだけなので簡単！

57 kcal
塩分 0.6g

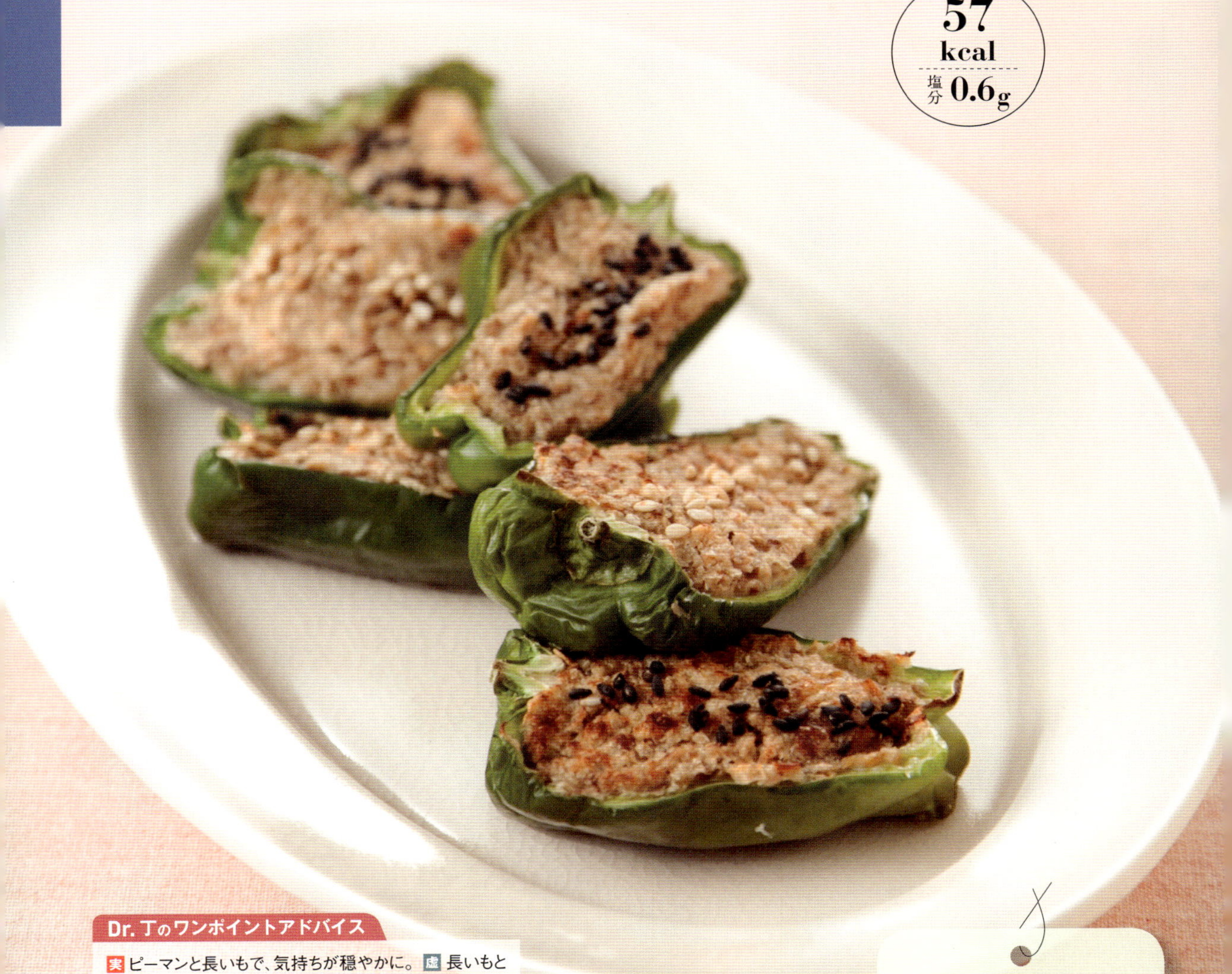

Dr. Tのワンポイントアドバイス

実 ピーマンと長いもで、気持ちが穏やかに。虚 長いもとみそは、胃腸が弱い方に特におすすめ。

【材料(4人分)】

長いも…100g
ピーマン…8個
かつおぶし…4袋
みそ…大さじ1
ごま(白、黒)…各小さじ1

【作り方】

1. 長いもはひげ根をとってきれいに洗い、皮ごとすりおろす。
2. ピーマンは半分に切って種を取り、1とみそ、かつおぶしを混ぜたものを詰めてオーブントースター(1000W前後)で7〜8分こんがりと焼く。

（食材メモ）
ピーマン

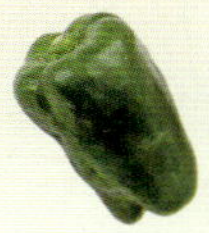

滞った気の流れを改善し、ストレス性の頭痛や胸苦しさなどを解消します。イライラしがちな人は常食を。

小松菜と牡蠣のミルク煮

172
kcal
塩分 1.7g

パパッと作れて体にも心にも優しいミルク煮。
小松菜のシャキシャキ感を残して仕上げましょう。

【材料(4人分)】

小松菜…200g(2/3束)
牡蠣…250g
玉ねぎ…1/4個
小麦粉…大さじ2
牛乳…3カップ
塩…小さじ1/2
こしょう…少々

【作り方】

1. 小松菜はざく切りにし、牡蠣はきれいに洗う。
2. 玉ねぎはみじん切りにし、鍋で蒸し炒めして小麦粉を混ぜて炒める。
3. 牛乳を入れ、一煮立ちさせ、小松菜、牡蠣を入れて火を通す。
4. 塩こしょうで味を整える。

Dr. 丁のワンポイントアドバイス

実 栄養分が溶け出た煮汁もしっかりいただくように。虚「海のミルク」牡蠣と牛乳の組み合わせは、虚証の方に特におすすめ。

（食材メモ）
小松菜

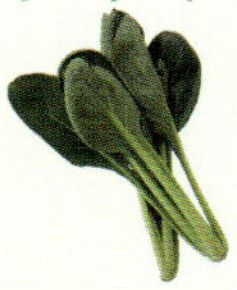

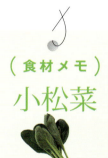

脾と胃の働きを促し、ビタミンとベータカロテンが豊富で美容・美肌効果が高く、女性に嬉しい野菜。

この食べ合わせがGOOD!
牡蠣+牛乳

牡蠣は情緒不安に効果あり。どちらもカルシウムが豊富なので、イライラを抑えストレス性の頭痛をやわらげてくれます。

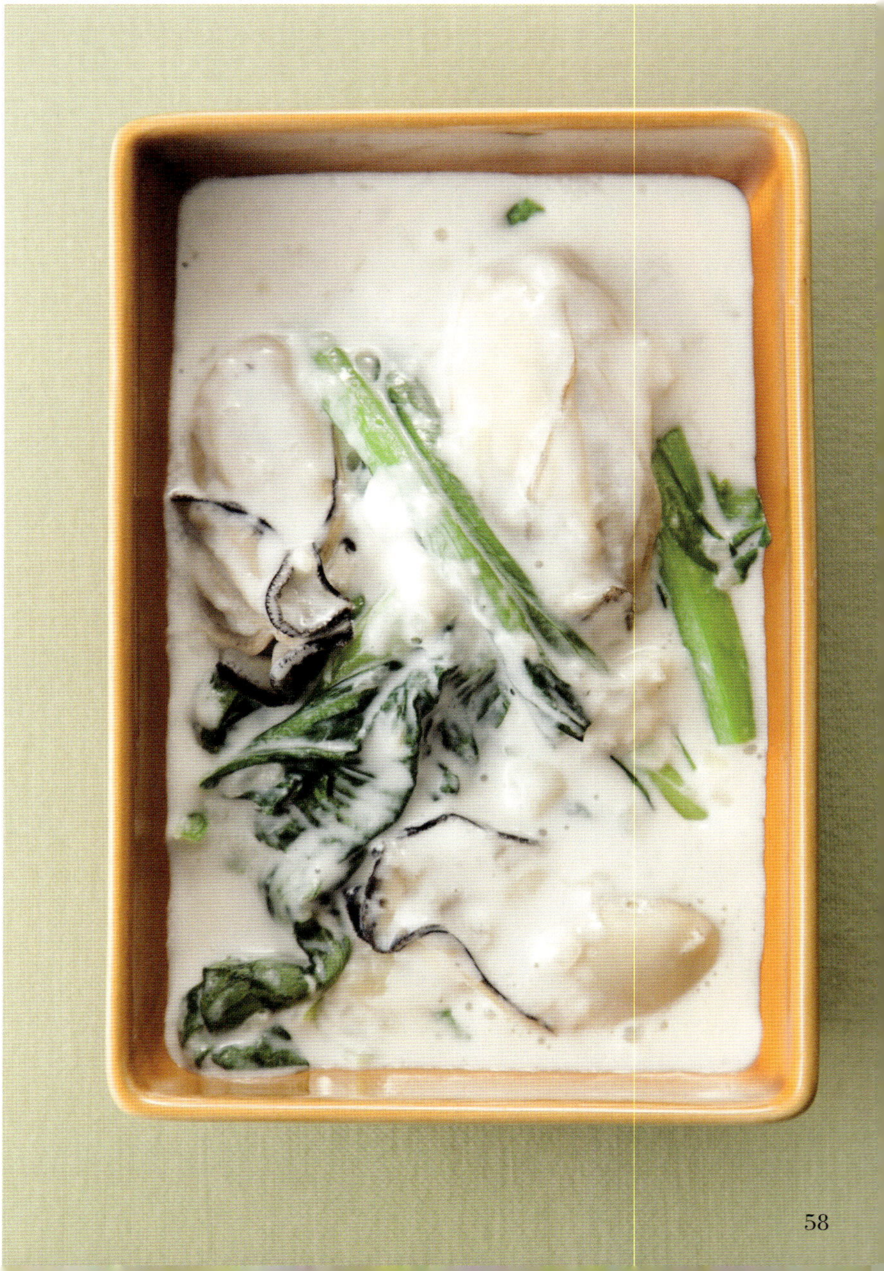

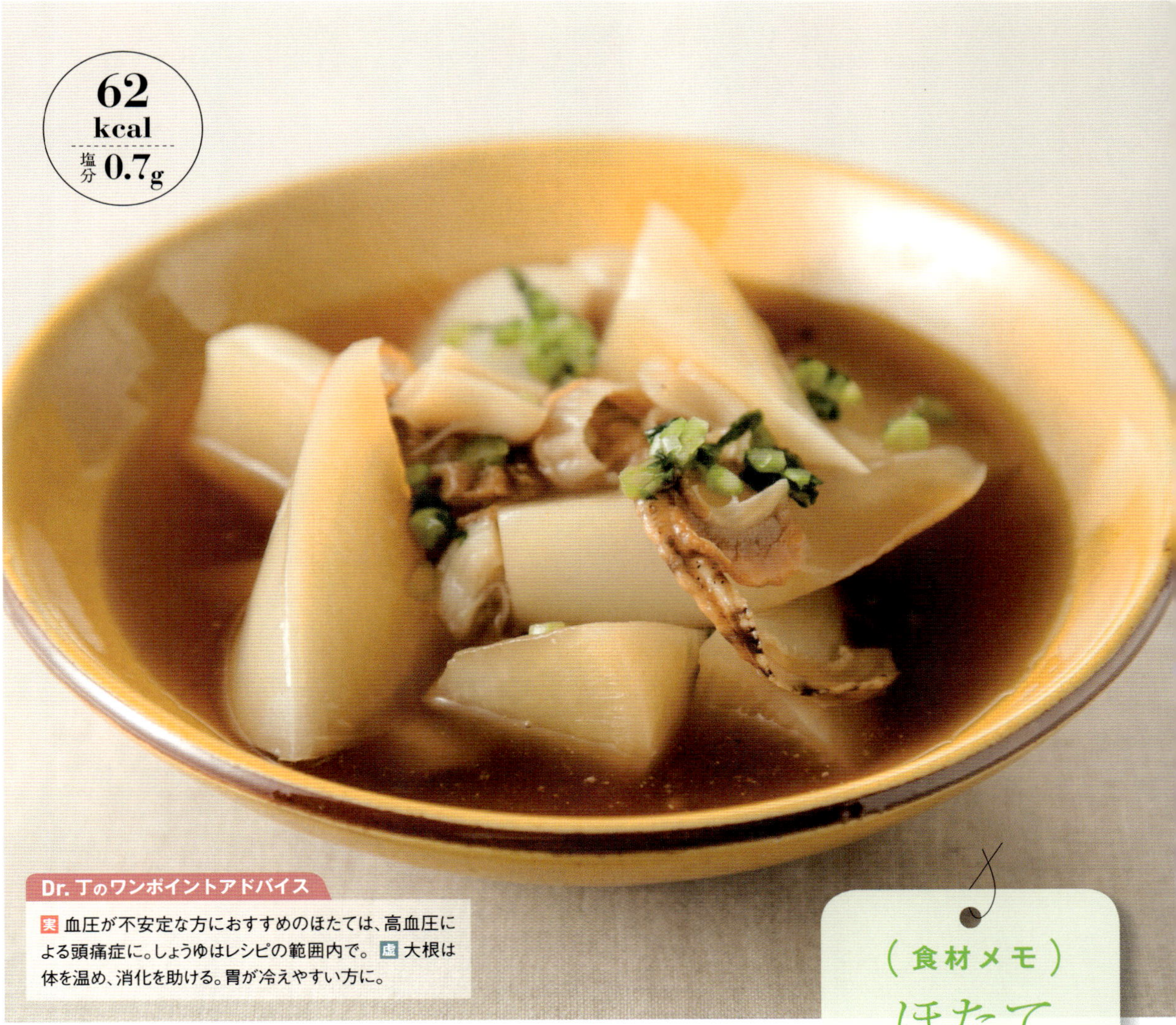

62
kcal
塩分 0.7g

Dr. 丁のワンポイントアドバイス

実 血圧が不安定な方におすすめのほたては、高血圧による頭痛症に。しょうゆはレシピの範囲内で。 虚 大根は体を温め、消化を助ける。胃が冷えやすい方に。

（食材メモ）
ほたて

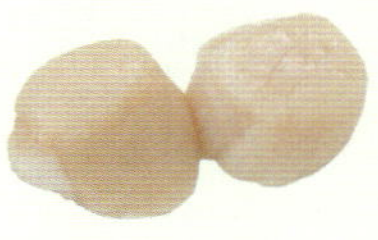

肝の働きを助け、めまいやのぼせを改善、イライラもやわらげます。

大根と蒸しほたての煮物

ほっくり煮えた大根に滋養のあるほたて。
安心感のあるおそうざいです。

【材料（4人分）】

大根…600g（3/4本）
水…1.5カップ
蒸しほたて…4個
しょうゆ…大さじ2
酒…大さじ2
水溶き片栗粉…大さじ2
大根の葉…少々

【作り方】

1. 大根を一口大に乱切りにし、鍋に水とともに入れてふたをし、中火にかけ、竹串がすっと通るぐらいになるまで蒸し煮にする。
2. 蒸しほたてをほぐしたものを入れ、しょうゆと酒を入れてさらに5分くらい煮込む。
3. 最後に水溶き片栗粉でまとめ、大根の葉の小口切りを散らす。

眼精疲労

眼は脳の一部、
眼の疲れは脳の疲れです。
肝と腎を補う食材を積極的にとり、
脳を休めましょう。

こんな症状

眼が疲れる、眼がかすむ、涙が出る、目が痛い、眼の充血、眼が乾く

原因は眼の酷使とストレス 肝と腎を補って養生を

眼精疲労の原因の多くは眼の使いすぎやストレスです。パソコンに長時間向かうなど眼を酷使する仕事の方や、受験生は注意が必要です。

漢方では、眼の疲れは肝と腎が衰えたためととらえ、両臓器の働きを補う食養生を勧めています。ビタミンA、B_1、B_2、Cをたっぷりとりましょう。

解剖学的に見ると眼は脳の一部。眼の疲れは脳の疲れです。眼精疲労の自覚がなくても、眼にくまができたら要注意のサインなので、睡眠にも留意して積極的に脳を休めましょう。

また、眼の症状があるときは黄斑変性、ドライアイなどの眼の病気を起こすこともありますから、心配なときは専門医を受診しましょう。

タイプ別養生法

【実証タイプ】

長時間眼を酷使しても自覚症状がなく、知らず知らずのうちに眼精疲労を蓄積させていることがあります。1時間おきに眼を休ませるなどの自分ルールを決めて眼を守りましょう。

【虚証タイプ】

虚証の人は眼の疲れを感じやすいものです。休養を大切にし、眼のまわりや首をマッサージしてほぐすのも良いでしょう。進行させると頭痛や肩こり、食欲不振や抑うつ状態などを引き起こすこともあるので注意。

眼精疲労に良い

食材

ほたて、あなご、うなぎ、レバー、菊花、にんじん、セロリ、菜花、くこの実、ブルーベリー、杏、しそ

市販漢方薬

虚証…杞菊地黄丸《こぎくじおうがん》、
桂枝加竜骨牡蛎湯《けいしかりゅうこつぼれいとう》

中庸…洗肝明目湯《せんかんめいもくとう》

実証…明朗飲《めいろういん》

眼精疲労に良いツボ

パソコン作業、勉強、読書などの
前後に押すツボ

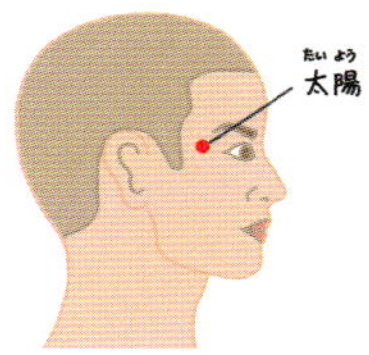

眼尻と眉尻を結んだ直線の中心から指1本分外側のくぼみ、こめかみのあたり。

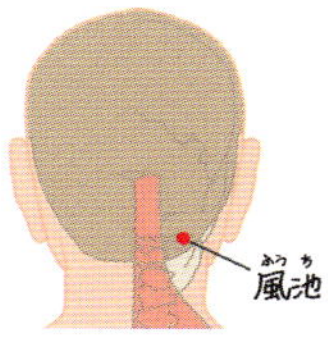

うなじ(後ろ髪の生え際)のくぼんたところにあり、視力回復や眼の病気、肩こり、頭痛などにも効果があります。

イチオシ食材

にんじん

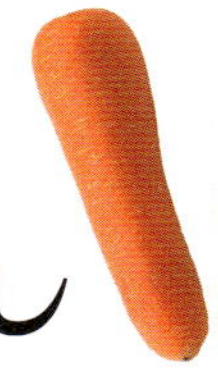

眼精疲労解消のために

毎日続けられるおすすめレシピ

ベータカロテンの宝庫として
よく知られているにんじん。
実は、眼にもたいへん良いのです。
おいしいから続けられるレシピを
厳選してご紹介します。

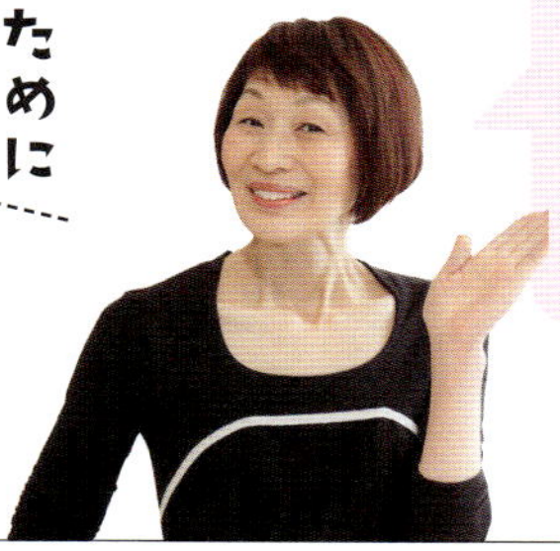

蒸しゆでや蒸し煮で自然な甘みをギュッと凝縮させました。びっくりするほど簡単で、「にんじんってこんなにおいしいの!」と思っていただけるはず。

にんじんの蒸し煮

37 kcal
塩分 1.2g

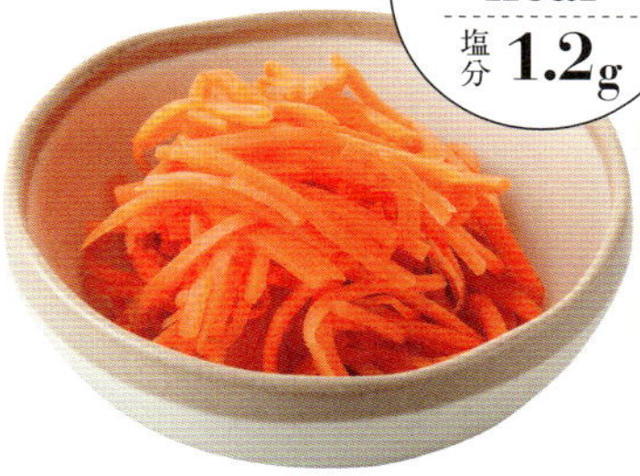

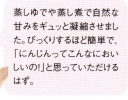

●材料(4人分)

にんじん…400g(2本)
塩…4g

●作り方

1. にんじんを少し太めの千切りにし、鍋に入れ塩を入れて混ぜ、ふたをして弱火にかける。
2. 少し水分が出てきたら中火弱で煮切る。

にんじんのホットサラダ

52 kcal
塩分 0.8g

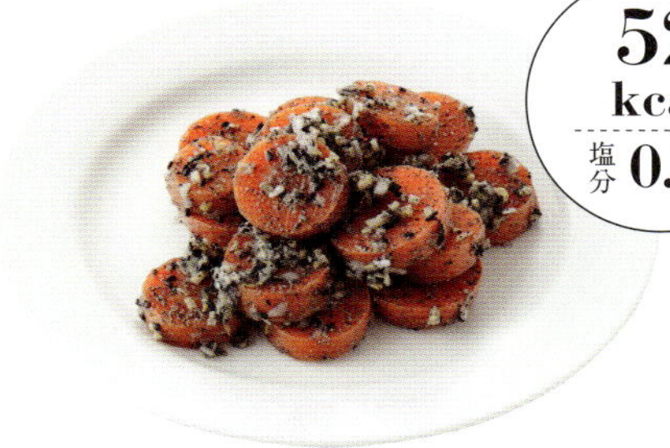

●材料(4人分)

にんじん…400g(2本)

A
ねぎ(みじん切り)…4cm分
しょうが(みじん切り)…1かけ分
黒すりごま…大さじ1
塩…小さじ1/2
こしょう…適宜

●作り方

1. にんじんは1cm厚さの輪切りにして鍋に入れ、水(分量外)を少し入れ、ふたをして弱火で蒸しゆでにする。
2. ボウルでAを合わせ、1を入れて混ぜる。

にんじんと杏とブルーベリーのマリネ

93 kcal
塩分 0.7g

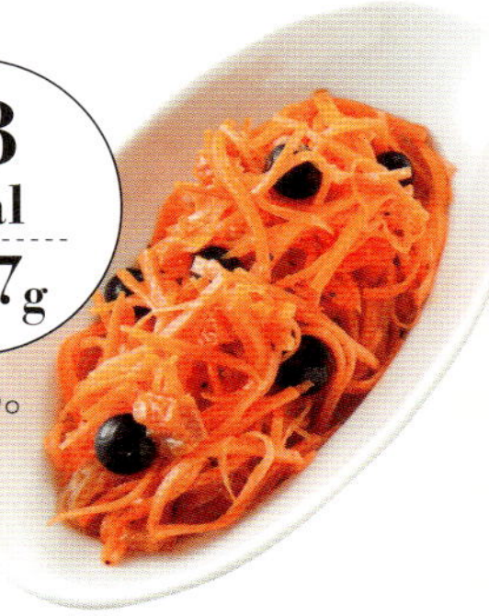

●材料(4人分)

にんじん…400g(2本)
塩…4g
干し杏…50g
ブルーベリー…50g
アマニオイル…大さじ1
塩…小さじ1/4
酢…大さじ1/2

●作り方

1. にんじんは千切りにして塩を混ぜ、しんなりしたらしっかり絞る。
2. 杏はブルーベリー大に切る。
3. アマニオイルと塩、酢を合わせ、1.2を混ぜこむ。

スクランブルエッグ うなぎのソテーのせ

見た目もパッと明るいメインディッシュ。
かば焼き 1 枚で手軽にできてみんなが楽しめます。

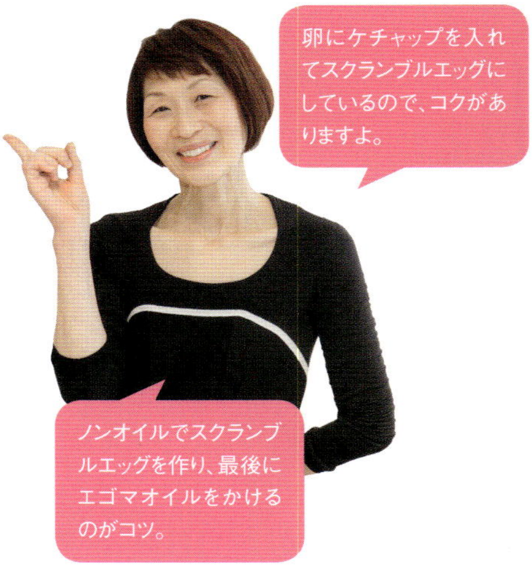
卵にケチャップを入れてスクランブルエッグにしているので、コクがありますよ。
ノンオイルでスクランブルエッグを作り、最後にエゴマオイルをかけるのがコツ。

【材料(4人分)】

うなぎ(かば焼き)…1尾
卵…8個
塩…小さじ1/2
こしょう…少々
トマトケチャップ…小さじ4
グリーン野菜(お好みで)…100g
エゴマオイル…大さじ4

【作り方】

1. フライパンにアルミホイルを敷いてうなぎのかば焼きをのせ、酢(分量外)を少したらしてふたをし、弱火で4〜5分蒸し焼きにして1cm厚さに切る。
2. 卵を割りほぐし、塩こしょう、トマトケチャップを混ぜ、ノンオイルでお好みの固さのスクランブルエッグを作る。
3. 皿に2を盛って1をのせ、好みのグリーン野菜を添え、エゴマオイルを回しかける。

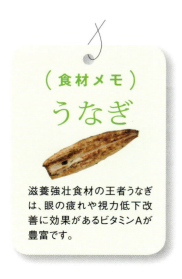

（食材メモ）
うなぎ

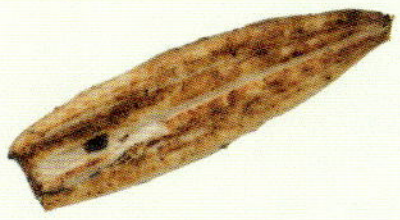

滋養強壮食材の王者うなぎは、眼の疲れや視力低下改善に効果があるビタミンAが豊富です。

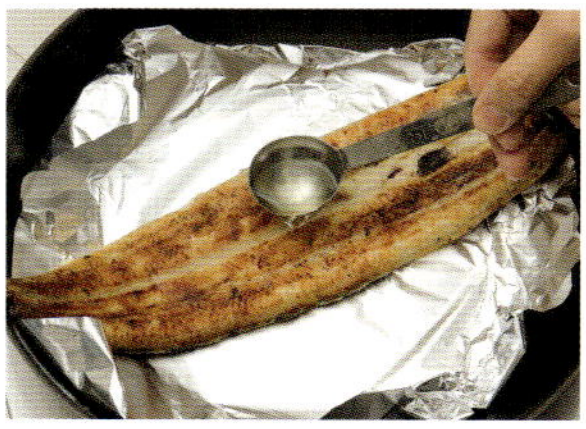

うなぎを蒸し焼きにするとき、酢をたらしてくさみを解消します。

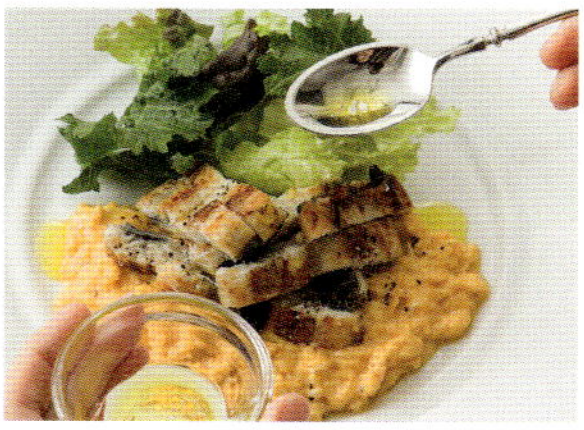

エゴマオイルは加熱すると効能が落ちてしまうので、食べる直前に回しかけます。

357
kcal
塩分 1.7g

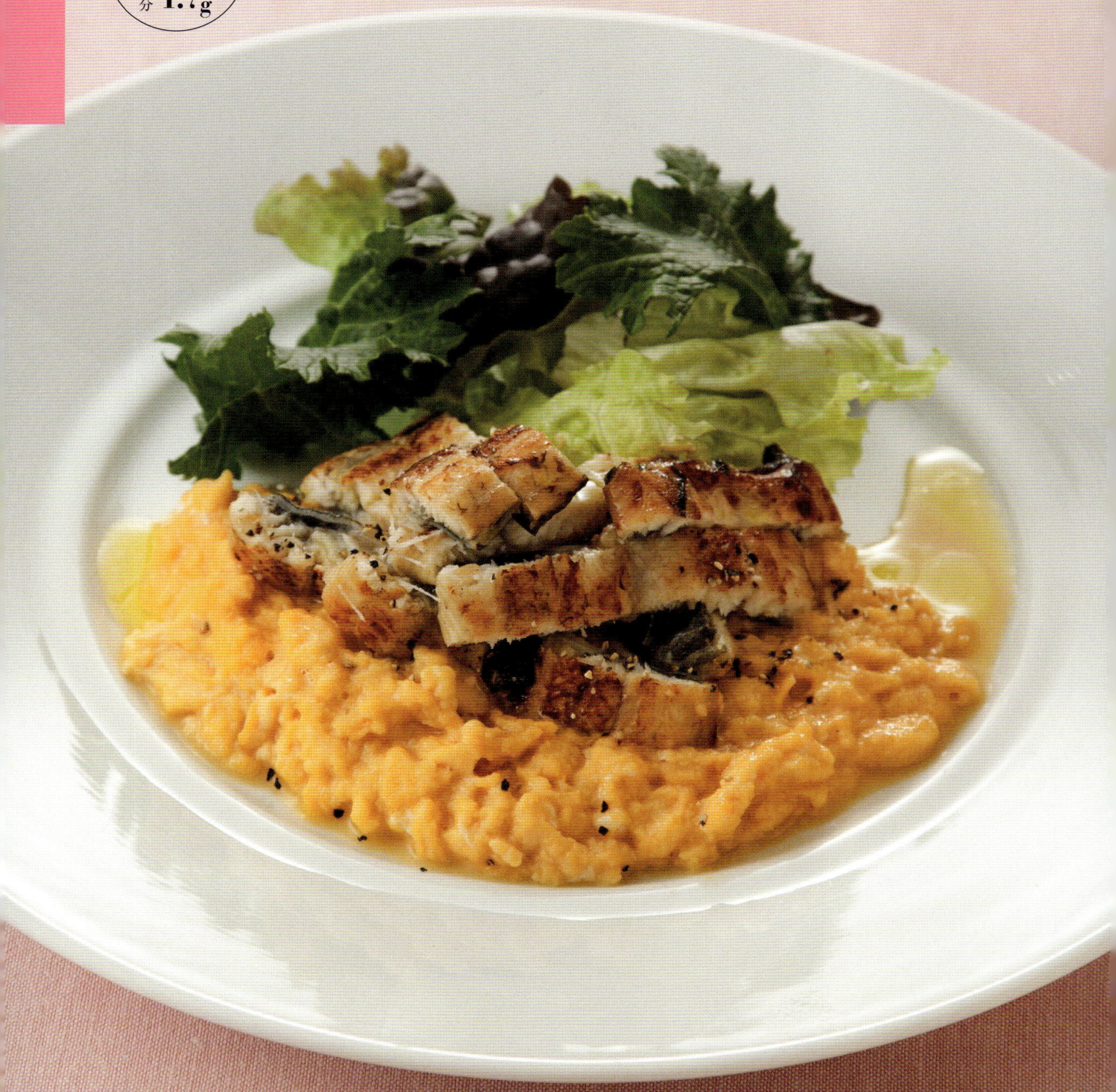

Dr. Jのワンポイントアドバイス

実 眼に必要な脂溶性のビタミンすべてが、卵とうなぎに。 虚 かつて結核患者の薬になるといわれたほど、栄養価が高いうなぎ。夏バテや夏痩せが気になる方に。

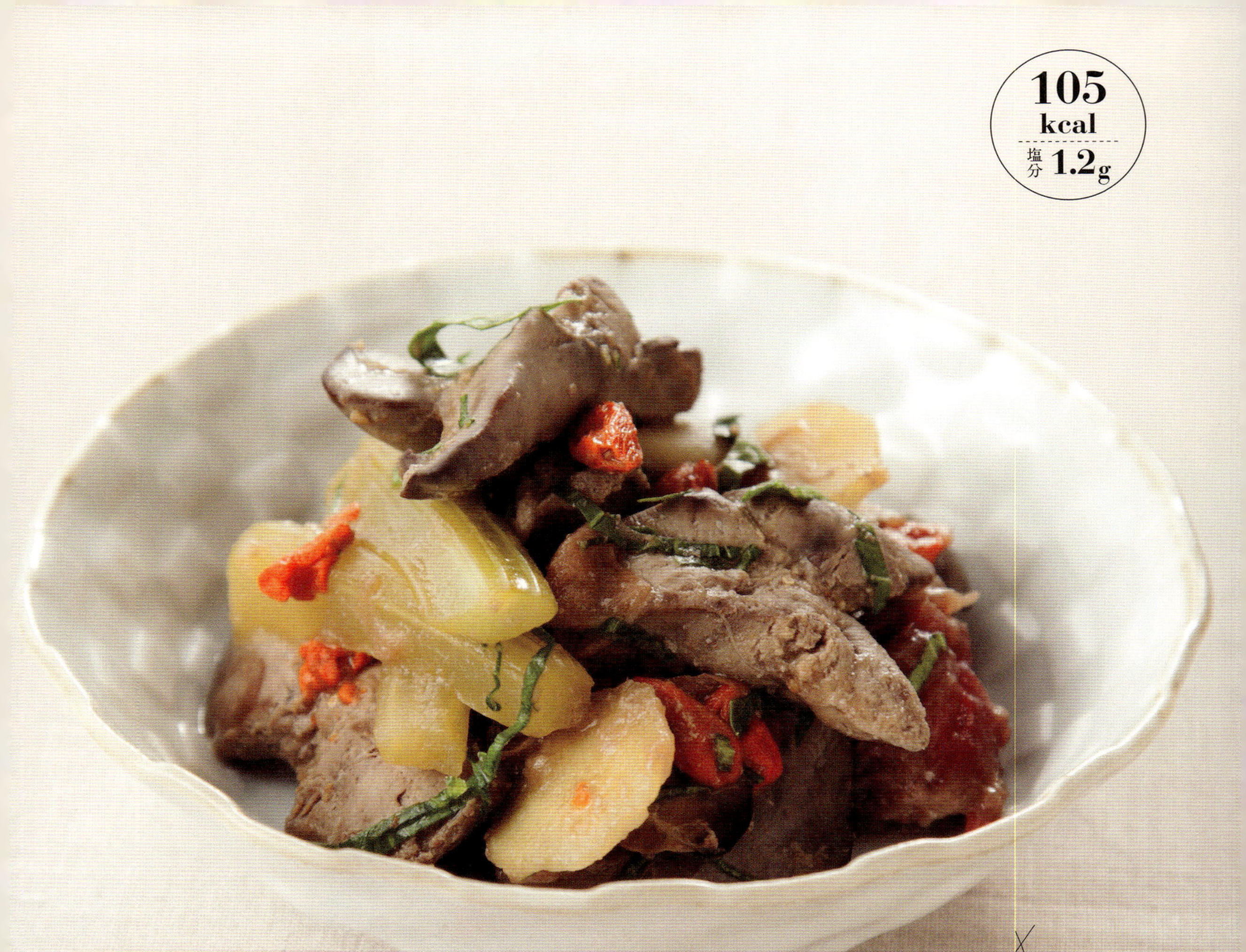

105 kcal
塩分 1.2g

Dr. Jのワンポイントアドバイス

実 ビタミンAなど眼に必要な栄養素とくこを一緒にとると、眼の働きを活発にする。 虚 鶏レバーは特に高齢の方の視力の衰えに。臭みが気になる方はしょうがを多めにするとよし。

鶏レバーの佃煮

梅とくこの実のさわやかな酸味で
レバーが苦手な人もＯＫです。

（食材メモ）

鶏レバー

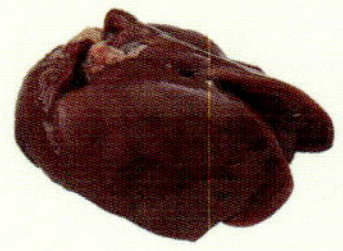

疲れ眼を改善するビタミンAが豊富。眼と密接にかかわる肝と腎を補う役割をもつ食材です。貧血解消にも。

【材料（4人分）】

鶏レバー…250g
セロリ…1本
しょうが…1かけ
水…1カップ
くこの実…20g
梅干し…大5粒

【作り方】

1. 鶏レバーは切り離し、よく洗って掃除する。セロリの茎は1㎝厚さのざく切りにし、葉は千切りにして水に放す。しょうがはスライスする。
2. 鍋に水を一煮立ちさせ、鶏レバーとしょうがを入れ、あくをひく。
3. くこの実、梅干し、セロリの茎を入れ中火で汁気がなくなるまで煮込む。
4. 最後にセロリの葉の千切りを散らす。

にんじんのダブル煮込み

にんじん、干し杏、かつおぶし。この意外なとりあわせが絶妙なおいしさ！
にんじんは低糖度のほうが滋養あり。

【材料(4人分)】

にんじん…450g(小3本)
干し杏…50g
酒…大さじ3
塩…小さじ1/2強
酢…大さじ2
水…1/4カップ
かつおぶし…5g

【作り方】

1. にんじんは皮ごと1本はすりおろし、2本は一口大のスティック状に切る。
2. 一口大に切ったにんじんと杏を、中火弱で酒と塩で煮る。
3. にんじんのすりおろしを酢、水、塩で味をつけながら中火で煮、やわらかくなったら2を入れ、最後にかつおぶしを入れて混ぜ、煮切る。

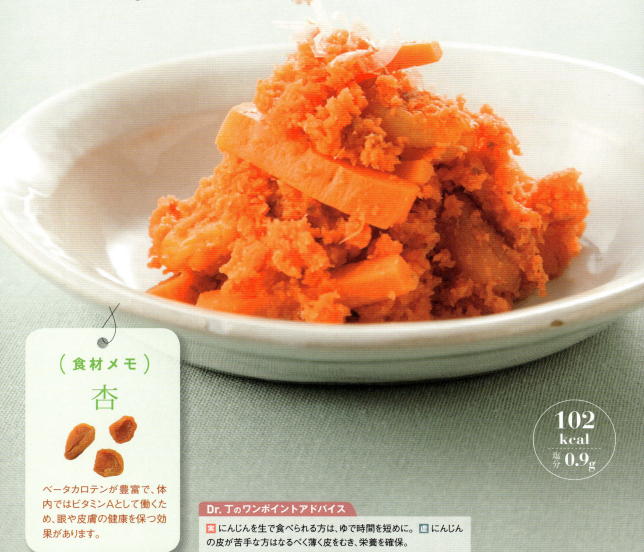

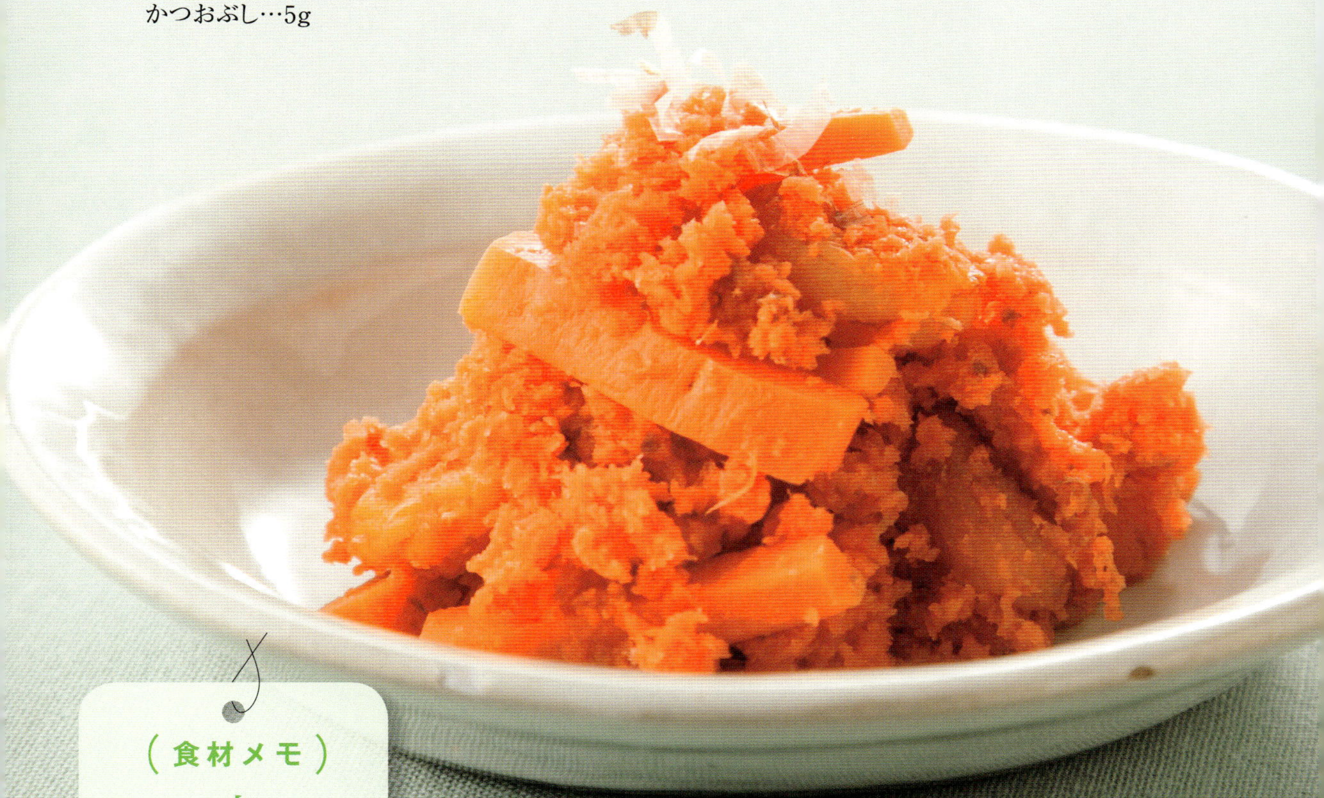

（食材メモ）

杏

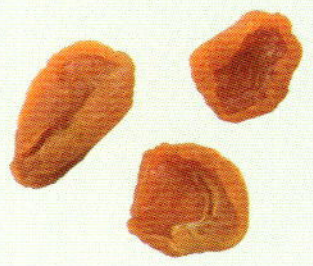

ベータカロテンが豊富で、体内ではビタミンAとして働くため、眼や皮膚の健康を保つ効果があります。

102
kcal
塩分 0.9g

Dr. 丁のワンポイントアドバイス

実 にんじんを生で食べられる方は、ゆで時間を短めに。 虚 にんじんの皮が苦手な方はなるべく薄く皮をむき、栄養を確保。

豚ひれ肉のソテー ブルーベリーソース

フライパンひとつでできる簡単フレンチ。
肉の焼き汁を余すところなくブルーベリーソースに使います。

【材料(4人分)】

豚ひれ肉…400g
塩…小さじ2/3
こしょう…少々
セロリ…1本
にんじん…1本
じゃがいも…2個
ブルーベリー…50g
アマニオイル…大さじ4

【作り方】

1. 豚ひれ肉には塩こしょうする。セロリ、にんじん、じゃがいもは1cm角強の大きさに切る。
2. 野菜を鍋に敷き、その上に豚ひれ肉をのせてふたをし、水を大さじ2ぐらい入れて中火弱で蒸し焼きにする。火が通ったら肉と野菜を取り出す。
3. 鍋に残った汁にブルーベリーを入れ、塩こしょう(分量外)で味を整え、少し煮詰めてソースとする。
4. 皿に2を盛り合わせて3をかけ、アマニオイルを回しかける。

(食材メモ)

ブルーベリー

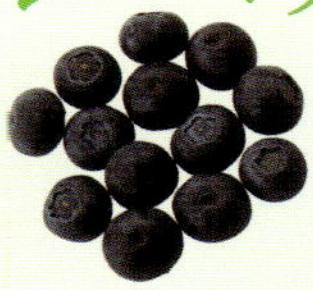

紫の色素アントシアニンが目の疲れを改善、視力の向上に効果があることが良く知られています。

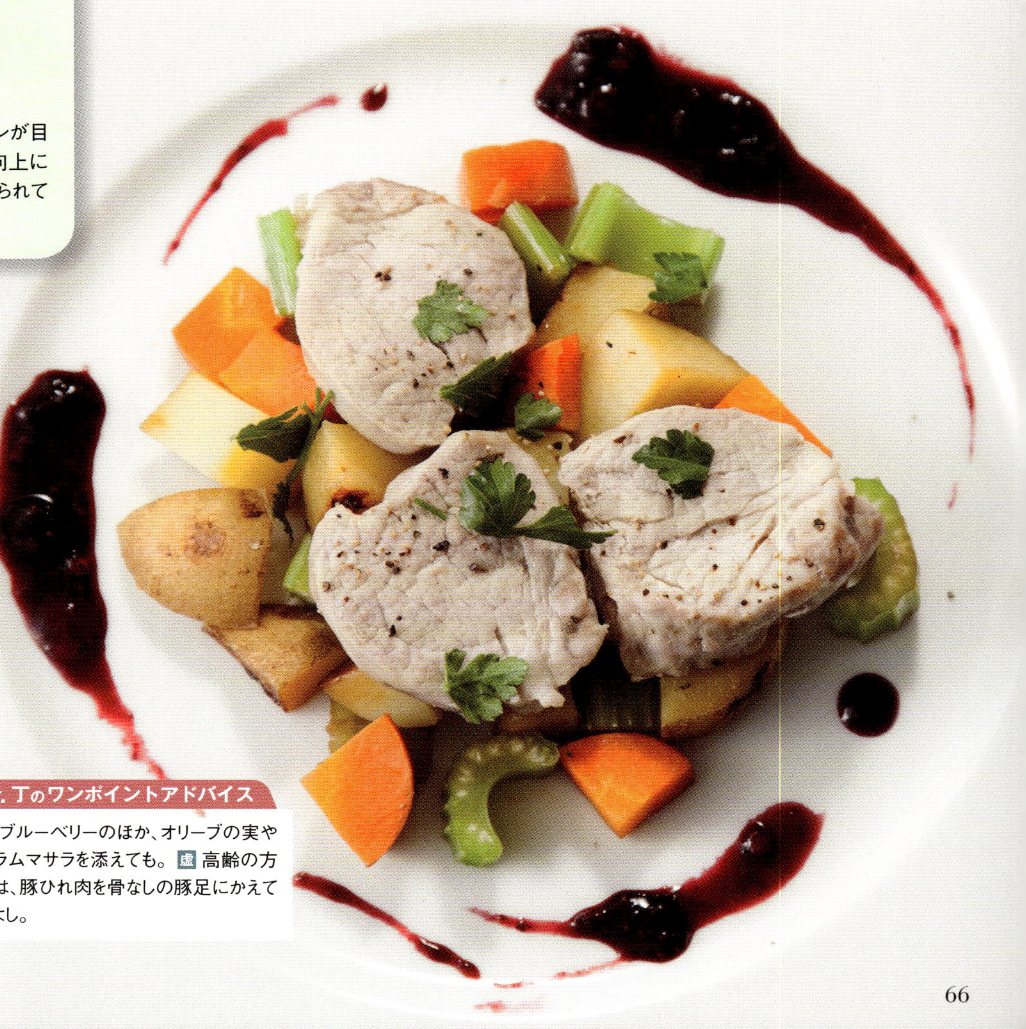

297 kcal
塩分 1.2g

Dr. Jのワンポイントアドバイス

実 ブルーベリーのほか、オリーブの実やガラムマサラを添えても。 虚 高齢の方には、豚ひれ肉を骨なしの豚足にかえてもよし。

杏のサラダ

眼に良い食材のオーケストラ。
レモンのさわやかさでいただくごちそうサラダ。

265 kcal
塩分 0.6g

Dr. Tのワンポイントアドバイス

実 こしょうのほか、眼に良いといわれるターメリックを加えるとさらによし。 虚 高齢の方には温野菜にしても。

（食材メモ）

くこの実

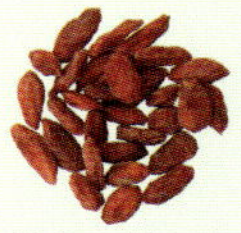

多様な効能を持つくこの実。赤い色素ベタインに肝機能の活性化作用があり、眼の症状を改善します。

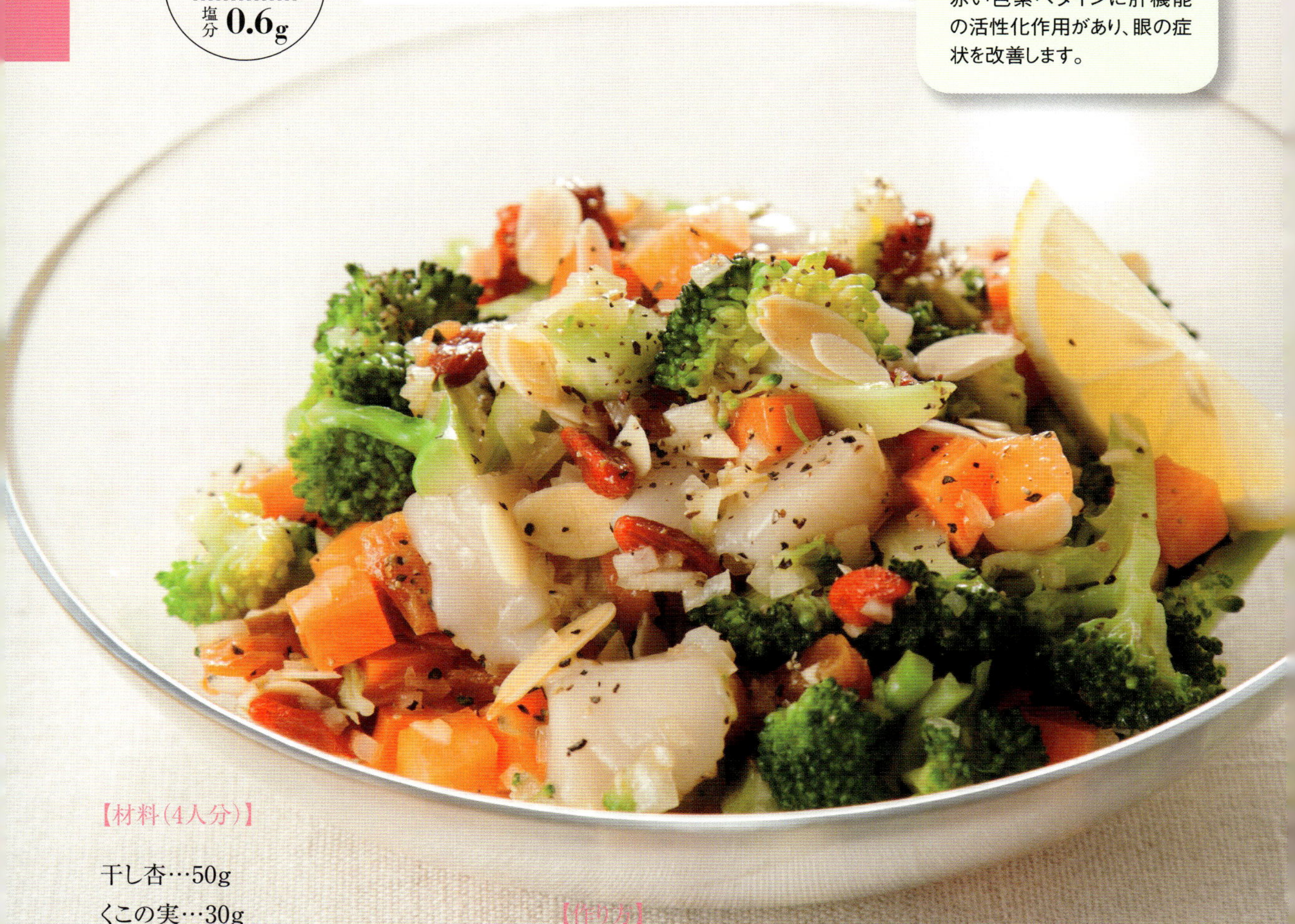

【材料(4人分)】

干し杏…50g
くこの実…30g
ブロッコリー…200g(2/3株)
セロリ…1/2本
ほたて…4個
にんじん…1本
玉ねぎ(みじん切り)…1/4個分
アマニオイル…大さじ4
アーモンド(スライス)…20g
塩…小さじ1/2
こしょう…少々
レモン…1/4個分

【作り方】

1. 杏は1cm角に刻み、くこの実は水でもどし、1cm角に切る。
2. ブロッコリーは子房に分け、鍋に入れ、塩少々と水大さじ3を入れてふたをし、中火で火を通し水気を切る。
3. セロリ、ほたては小さめの1cm角に刻む。にんじんも同様に刻み、塩少々してしばらく置き、しんなりしたら絞る。
4. ボウルにみじん切りにした玉ねぎに塩こしょうしたものとアマニオイルを入れて混ぜる。
5. 4にすべての材料を混ぜ込み、レモンを絞っていただく。

肩こり

肩こりがひどくなると頭痛やめまい、吐き気を起こすことも。冷えを改善したりストレスを緩和する食材を積極的にとりましょう。

こんな症状

首から肩にかけてこる、肩の痛み、頭痛、めまい、吐き気、背中のこり・痛み

原因は気や血のめぐりの停滞 冷えやストレス対策を

漢方では、気や血のめぐりが悪くなって起こる肩こりが、脳の不調をもたらすと考えます。肩こりは首や肩の筋肉が緊張し、血行が妨げられた結果、疲労物質の乳酸が蓄積することによって起こります。受験生にも多く、長時間のデスクワーク、心身のストレスなどが原因ですが、内臓疾患や頸椎症、むち打ち症などの病気が隠れていることもあるので注意しましょう。悪化すると頭痛やめまい、吐き気を伴うこともあります。

ストレスによる肩こりの場合は、お風呂やマッサージなどで心身をリラックスさせ、冷えによる場合は蒸しタオルで肩を温めたり、ストレッチや軽い運動を。食材も、ストレス緩和や血行促進の効能を持つものを選びましょう。

タイプ別養生法

【実証タイプ】

肩こりがあっても本人が気づかないことが多いですが、働きすぎなどでストレスがたまると発症します。高血圧によって肩こりが発生することもあるので血圧には注意しましょう。

【虚証タイプ】

冷えや眼の使いすぎなどから肩こりを起こすことが多いです。パソコンを長時間使うときは休憩タイムを設けたり、軽い運動をするなど、生活習慣の見直しによっても改善が期待できます。

肩こりに良いツボ

肩こりが生じたときに押すツボ

頭を前に傾けたとき、首の後ろで一番でっぱっている突起と肩の端を結んだ中央。頭や肩周辺の血流を改善して、肩こりの症状を緩和します。

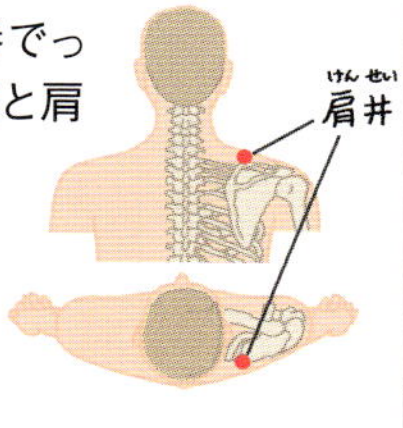

肘を曲げたときにできるしわの親指側の端にあり、血流を改善して肩こりや目の疲れなどさまざまな症状に効果があります。

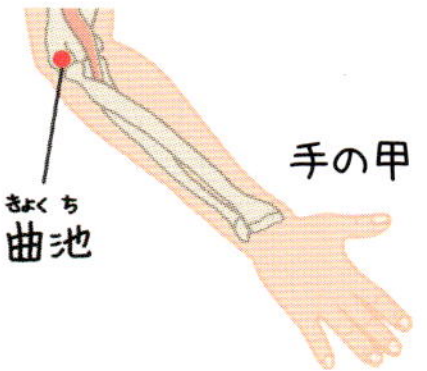

肩こりに良い

食材

あじ、いわし、えび、鮭、うなぎ、あなご、しょうが、ピーマン、ニラ、玉ねぎ、三つ葉、セリ、うど、菊花、納豆、紅花、柑橘類

市販漢方薬

虚証…二朮湯《にじゅつとう》、当帰芍薬散加附子《とうきしゃくやくさんかぶし》

中庸…延年半夏湯《えんねんはんげとう》

実証…独活葛根湯《どっかつかっこんとう》

肩こり解消のために

毎日続けられるおすすめレシピ

納豆を毎日食べている人は多いはず。あとひと手間かけることで肩こりも軽減できます。血行促進効果をさらに高めた納豆の食べ方をご提案。

イチオシ食材

納豆

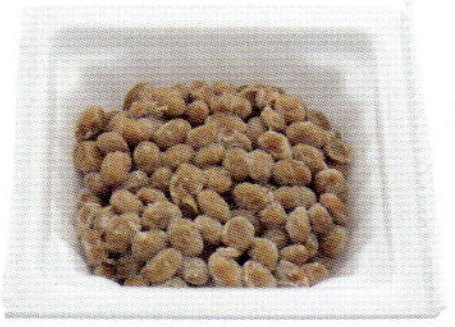

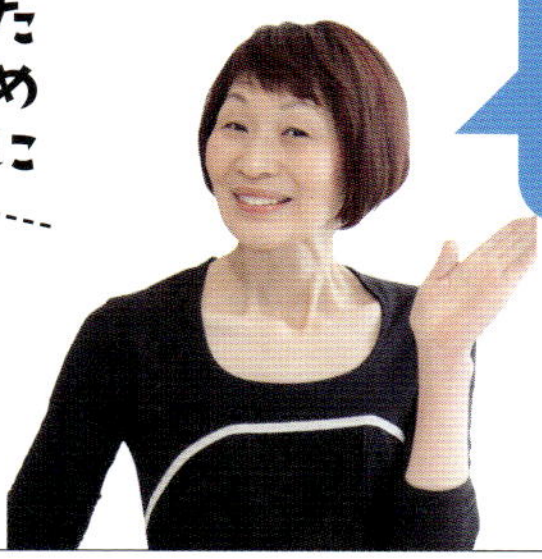

納豆のパワーは皆さんご存知ですね。鮭やしょうがなど、肩こりによい食材を合わせてさらなる効果を。

納豆しょうが

56 kcal 塩分 0.4g

●材料(4人分)

しょうが…4かけ
納豆…4パック
粉寒天…大さじ1
しょうゆ…小さじ2
ごま…適宜

●作り方

1. しょうがはみじん切りにする。
2. 納豆に粉寒天をよく混ぜ、1としょうゆを加えて混ぜる。
3. 器に盛り、白ごまを振る。

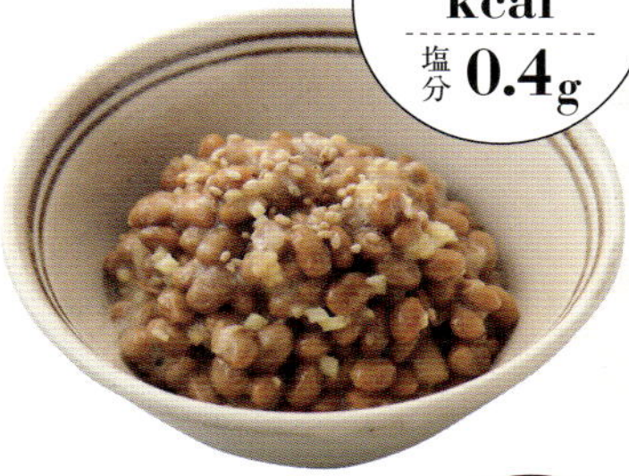

鮭と納豆のあえもの

145 kcal 塩分 1.0g

●材料(4人分)

塩鮭…2切れ
納豆…4パック
塩…適宜
アーモンド…少々

●作り方

1. 塩鮭はふんわりラップをかけて、600Wの電子レンジに1分半かけ、火が通ったらほぐす。皮もみじん切りにする。
2. よく混ぜた納豆に1を混ぜ、塩で味を整える。
3. 器に盛り、アーモンドの砕いたものを散らす。

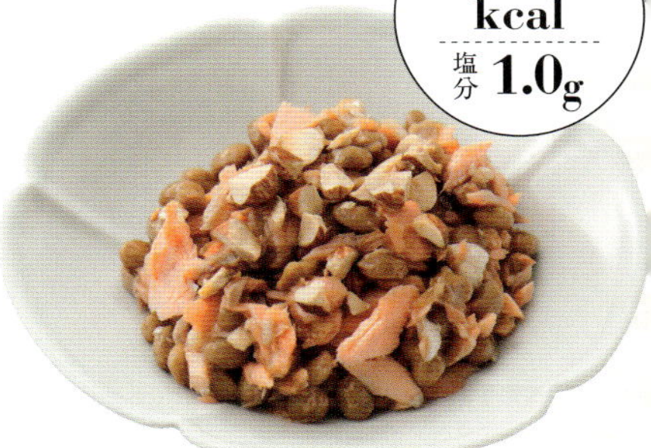

納豆混ぜ豆腐

93 kcal 塩分 0.8g

●材料(4人分)

絹ごし豆腐…1丁
納豆…2パック
かつおぶし…3g
万能ねぎ…適宜
塩…小さじ1/2

●作り方

1. 絹ごし豆腐によく混ぜた納豆、かつおぶしを入れてさらに混ぜる。
2. 万能ねぎの小口切りをのせる。

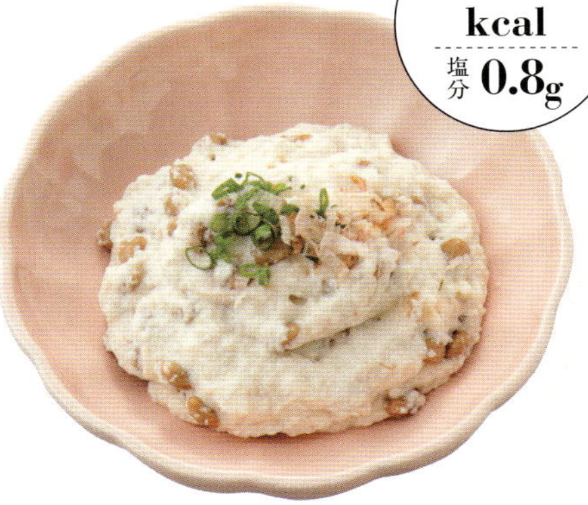

いわしのつみれ入りしょうが鍋

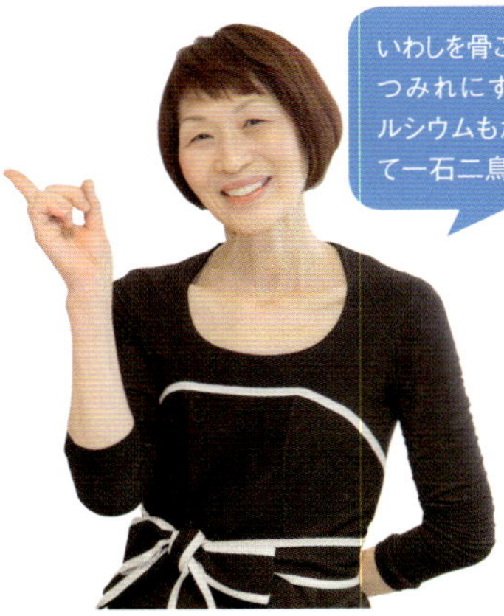

いわしを骨ごとたたいてつみれにするので、カルシウムもたくさんとれて一石二鳥です。

スープにもつみれにも、しょうががたっぷり。
肩がとことんあったまる、滋味豊かなお鍋です。

【材料（4人分）】

いわし…大4尾（正味250g）
しょうが…4かけ
えび…8尾
ニラ…1束
三つ葉…1束
玉ねぎ…1個
みそ…大さじ1
小麦粉…大さじ2
水…6カップ
しょうゆ…大さじ4
みりん…大さじ2

代替食材

三つ葉の代わりにセリでもよいでしょう。

【作り方】

1. いわしは頭を落とし、内臓を取り除いて手開きにし、背骨を取り、皮ごとなめらかになるまでたたく。
2. しょうがは半量をみじん切り、半量はスライスしておく。
3. ニラと三つ葉は4cm長さに、玉ねぎはくし形切りにする。
4. 1にみそを加えてよく混ぜ、しょうがのみじん切りと小麦粉を加えてさらに混ぜ、等分に丸める。
5. 鍋に玉ねぎ、水、しょうゆ、みりんを入れて火にかけ、一煮立ちしたところでしょうがのスライス、4、殻をむいたえびを加え、火が通るまで煮る。
6. 最後にニラと三つ葉を加えてさっと火を通す。

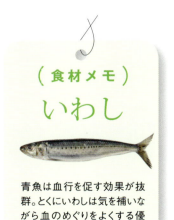

（食材メモ）

いわし

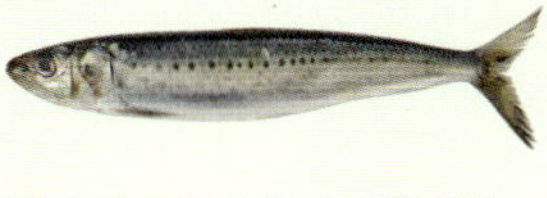

青魚は血行を促す効果が抜群。とくにいわしは気を補いながら血のめぐりをよくする優秀食材です。

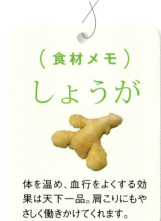

（食材メモ）

しょうが

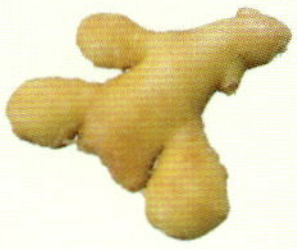

体を温め、血行をよくする効果は天下一品。肩こりにもやさしく働きかけてくれます。

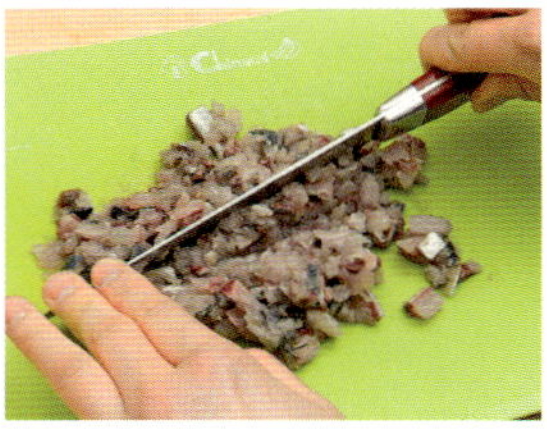

いわしは皮や骨ごと、なめらかになるまでよくたたきます。

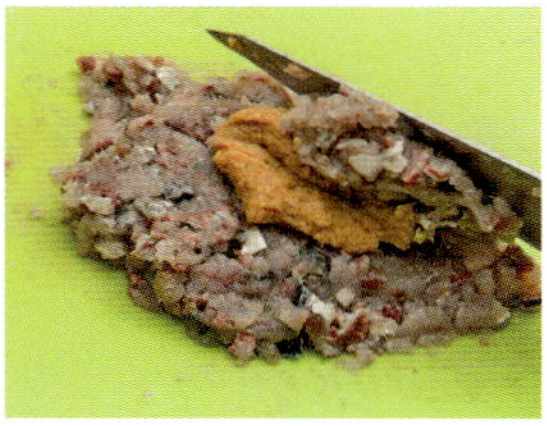

みそ、小麦粉、しょうがを混ぜ込んでさらに練り上げます。

246
kcal
塩分 2.5g

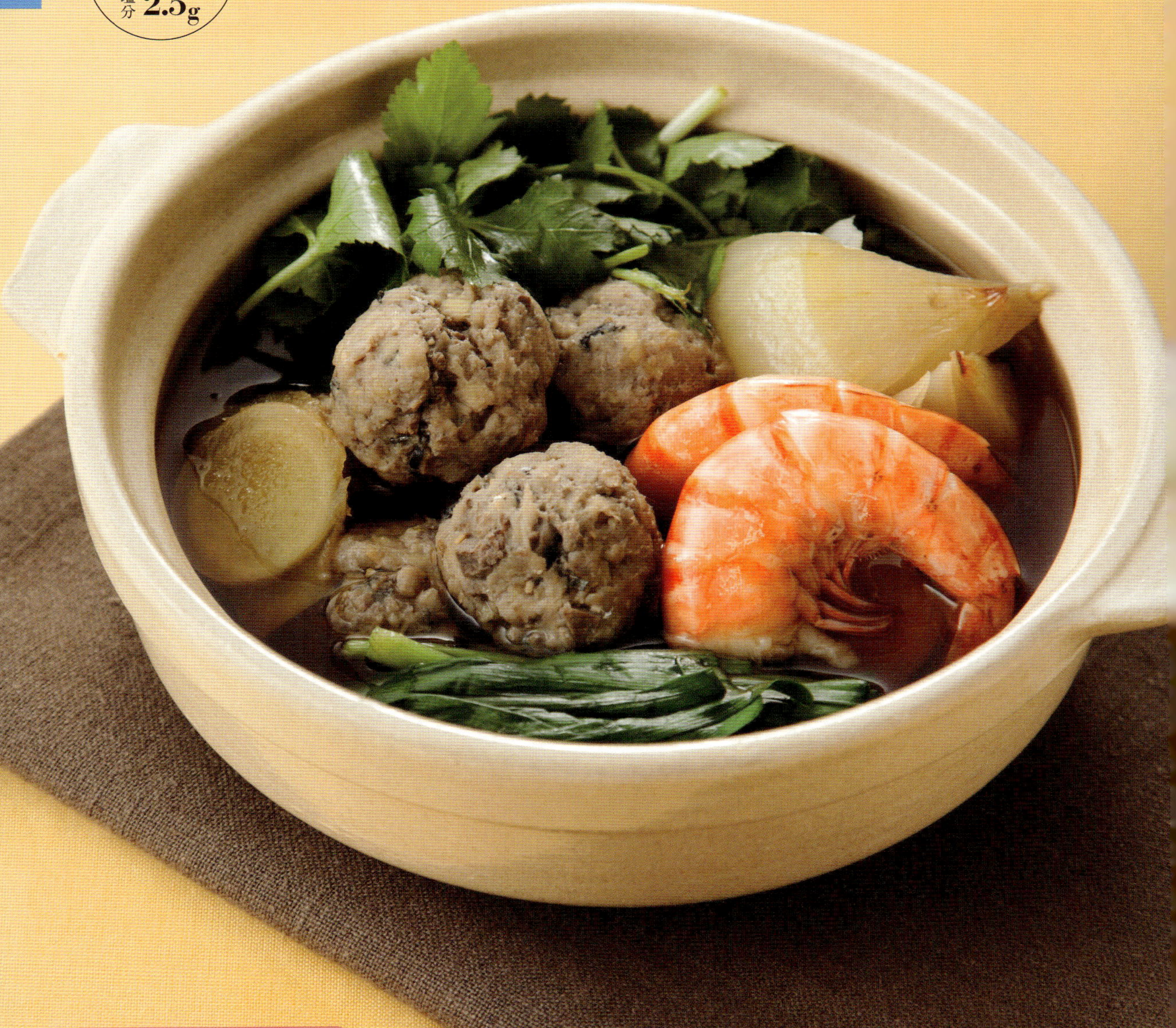

Dr. 丁のワンポイントアドバイス

実 長寿食といわれるいわしは血中の脂肪代謝を改善し、血栓防止作用があるので、心筋梗塞や脳梗塞の予防に。虚 いわしの臭みが苦手な方はしょうがや大葉を多めにし、なるべく皮ごといただくように。

あじ丼

あじとアボカドのコンビネーションが最高。
みそとしょうが、菊花でさっぱり仕上げました。

【材料(4人分)】

あじ…中4尾
アボカド…1個
しょうが…2かけ
菊花…2枚
みそ…大さじ4
水…小さじ4
ごはん(白米)…640g(約4杯)
刻みのり…適宜
大葉…8枚
わさび…好みで

479 kcal
塩分 2.5g

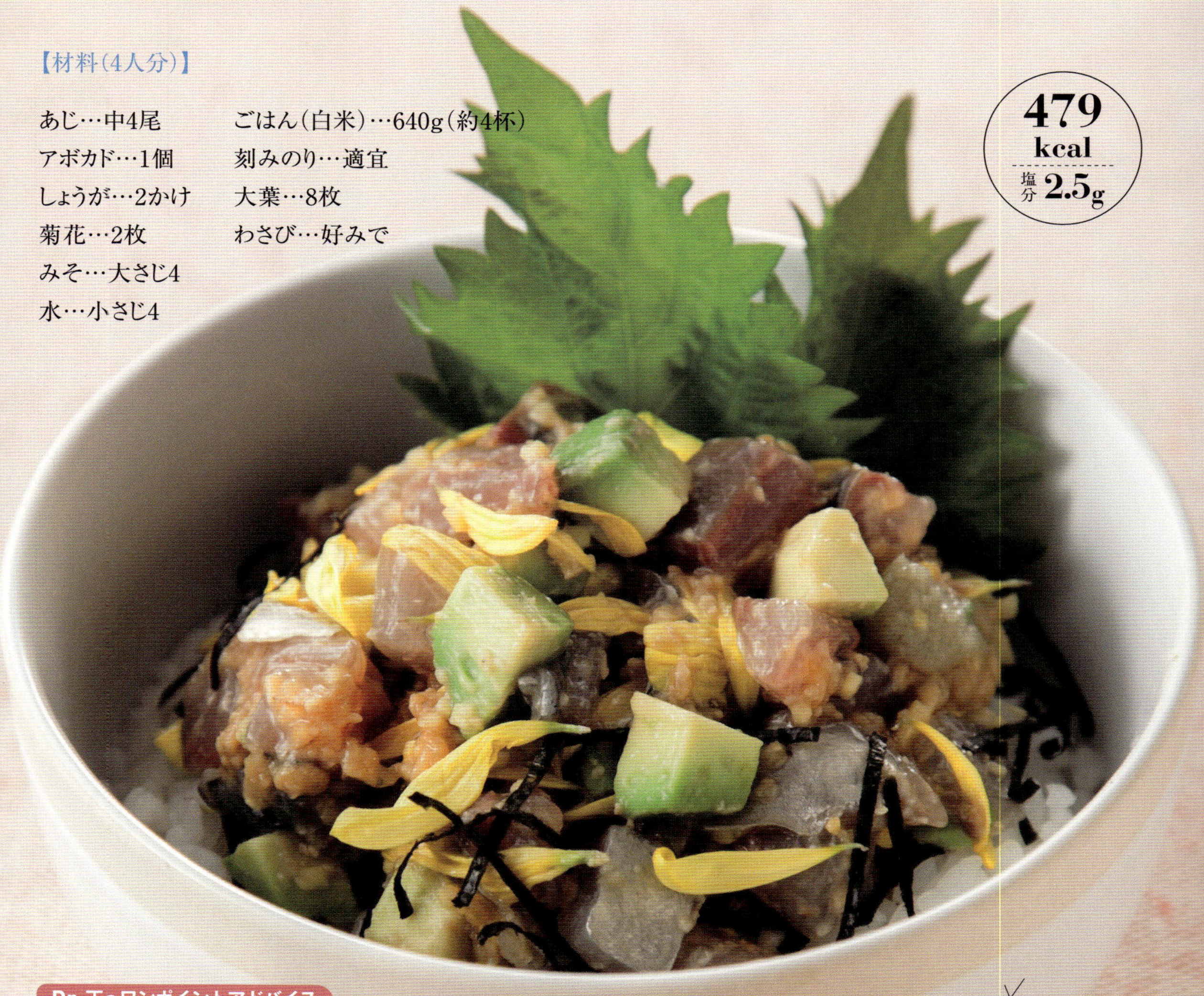

Dr. Jのワンポイントアドバイス

実 栄養価が高いアボカドは食物繊維も豊富。便秘にも。虚 アボカドは植物性脂肪が多いので喉ごしなめらか、高齢の方にもよし。

【作り方】

1. あじはぜいごと頭を落とし、内臓を取り除き、3枚におろして皮ごと1cm角に切る。
2. アボカドは皮をとって1cm角に切り、しょうがはみじん切りにする。
3. ボウルに1、2、菊花、分量の水で溶いたみそを入れ、ざっくり混ぜる。
4. 器にごはんを盛って刻みのりを敷き、3をのせて大葉、わさびを飾る。

(食材メモ)

あじ

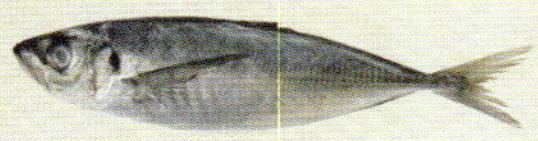

血行をよくして冷えを取り、肩こりにも効能を発揮してくれます。

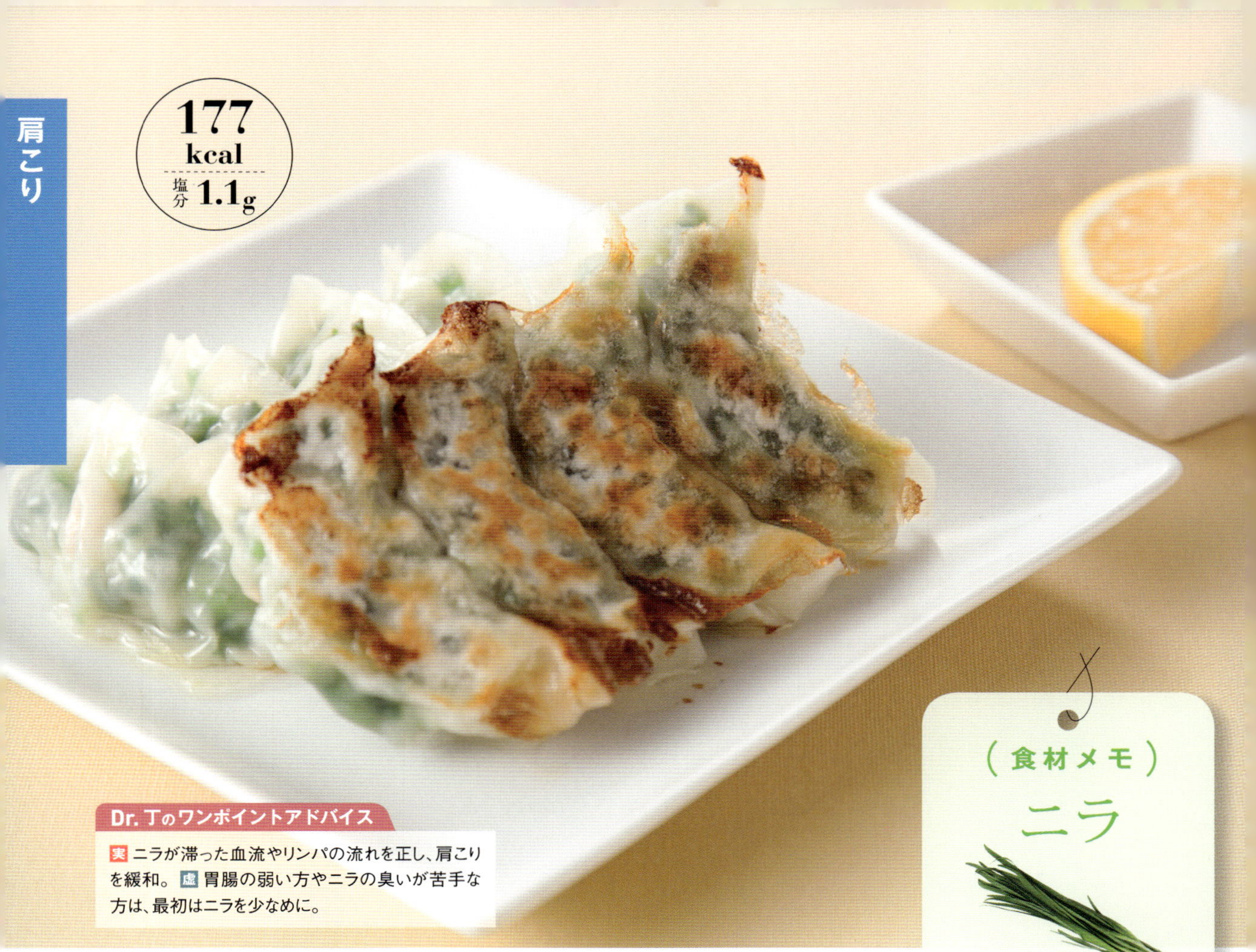

177
kcal
塩分 1.1g

Dr. Tのワンポイントアドバイス

実 ニラが滞った血流やリンパの流れを正し、肩こりを緩和。 虚 胃腸の弱い方やニラの臭いが苦手な方は、最初はニラを少なめに。

（食材メモ）

ニラ

腎の働きを強めることによって血行を改善し、体を温めて肩こりを軽減します。香りが自律神経を刺激し、代謝を活発に。

ニラぎょうざ

ニラの緑色が美しいぎょうざ。
オリーブオイルで焼き、エゴマオイルをたらしていただきます。

【材料（4人分）】

ニラ…250g（2束）
しょうが…2かけ
えび…200g（15〜16尾）
塩…小さじ1/2強
こしょう…適宜
ぎょうざの皮…24枚
熱湯…1/2カップ
オリーブオイル…小さじ1
エゴマオイル…大さじ1
レモン…適宜

【作り方】

1. ニラは小口切りに、しょうがはみじん切りにする。えびは殻をむき、半分は粗みじんに、半分はたたいてなめらかにする。
2. えびのたたいたものに塩こしょうをしてよく混ぜ、粘りが出たところでえびの粗みじん、ニラ、しょうがを加え、ぎょうざの皮に包む。
3. フライパンに2を並べ、熱湯を注ぎ、ふたをして中火強で加熱する。沸騰したら中火にし、水分がなくなるまで加熱する。
4. 水分がなくなったらふたをあけ、底を見て焦げ色がついたらオリーブオイルを垂らす。
5. 器に盛り、エゴマオイルをかけ、レモンを添える。

セリのあえもの

梅干しの風味が食欲をそそります。
セリと玉ねぎの食感が生きた、目にも美しい一品です。

【材料(4人分)】

セリ…100g(1束)
玉ねぎ…1個
塩…小さじ1/3
梅干し…1個
桜えび…10g

【作り方】

1. 鍋に湯を沸かし、1%の塩を入れて(分量外・4カップにつき塩小さじ1強)セリにさっと火を通し、冷水にとり、水気を絞って4cm長さに切る。
2. 玉ねぎはスライスし、分量の塩を振ってもみ、水気を絞る。
3. 1、2、梅干しのたたいたものをざっくり混ぜ、器に盛って桜えびをちらす。

(食材メモ)

セリ

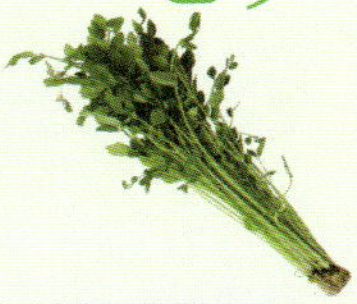

血を補い血行をよくして肩こりを改善します。セロリ、パセリ、三つ葉などセリ科の植物に共通のパワーです。

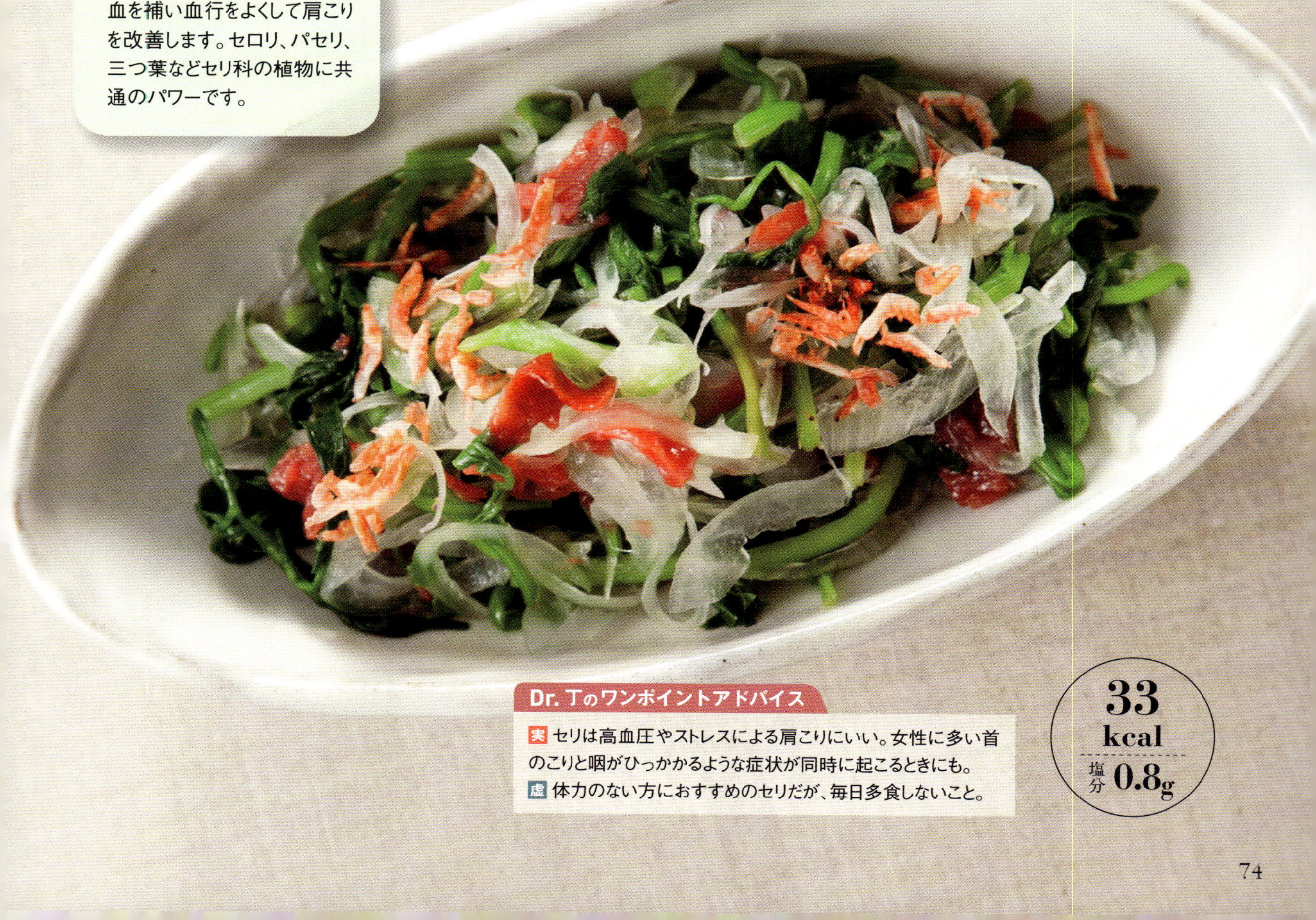

Dr. 丁のワンポイントアドバイス

実 セリは高血圧やストレスによる肩こりにいい。女性に多い首のこりと咽がひっかかるような症状が同時に起こるときにも。
虚 体力のない方におすすめのセリだが、毎日多食しないこと。

33 kcal
塩分 0.8g

玉ねぎの蒸し煮 納豆ソースがけ

うまみをじっくりと凝縮させた姿煮に
納豆ソースの深い味わいをプラス。

【材料(4人分)】

玉ねぎ…小4個
塩…小さじ2/3
水…1/2カップ〜
オリーブ…12粒
パセリ…適宜
納豆…4パック
七味唐辛子…お好みで

【作り方】

1. 玉ねぎの芯のところに十字に切り込みを入れ、フライパンに並べる。
2. 塩と水を入れ、中火弱で玉ねぎがやわらかくなるまで加熱する。途中、水分がなくなってこげそうな場合は水分を少しずつ足す。
3. オリーブ、パセリはみじん切りにし、よく混ぜた納豆に入れて混ぜこむ。
4. 器に2、3を盛り、七味唐辛子を振る。

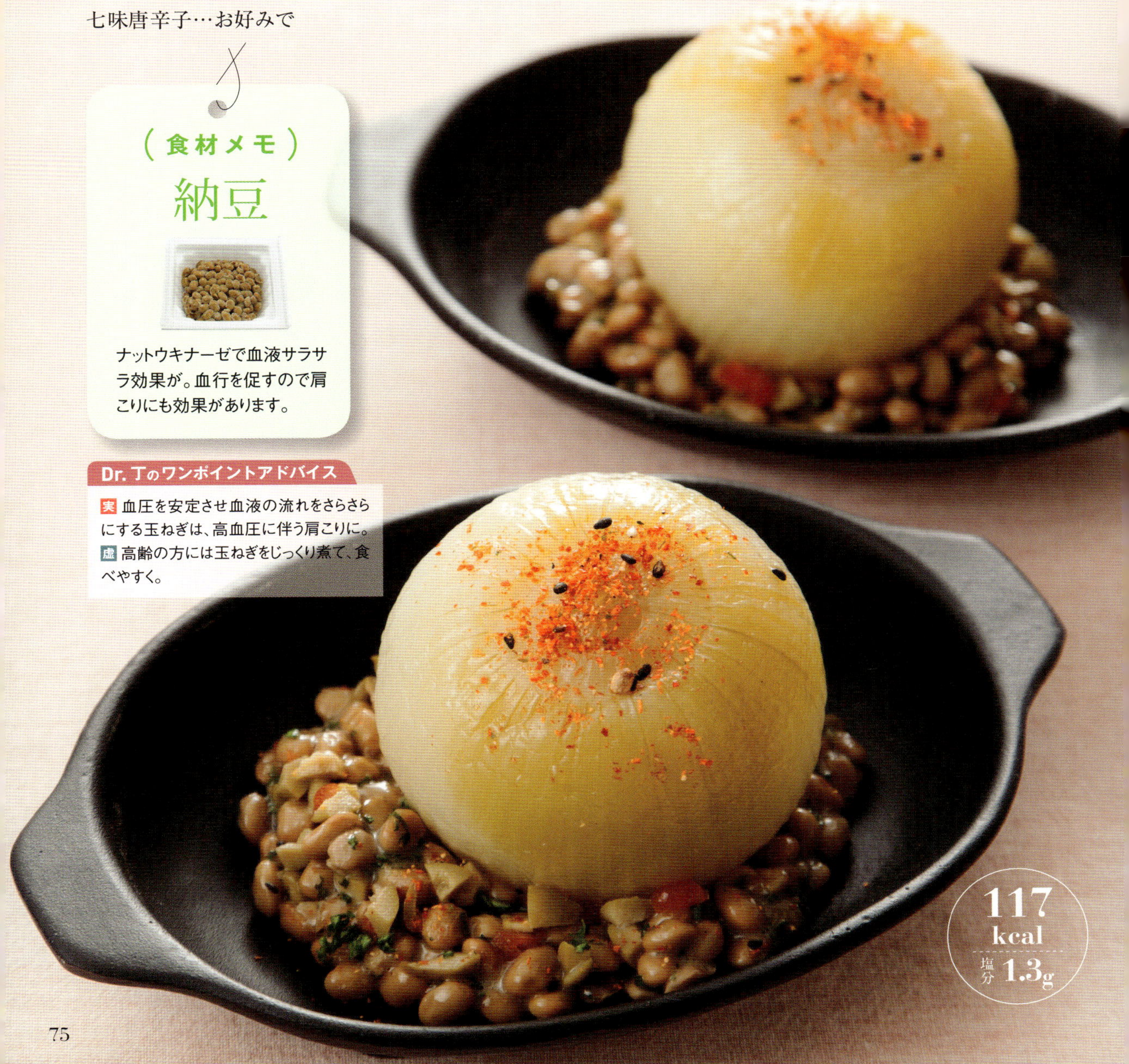

(食材メモ)

納豆

ナットウキナーゼで血液サラサラ効果が。血行を促すので肩こりにも効果があります。

Dr. T のワンポイントアドバイス

実 血圧を安定させ血液の流れをさらさらにする玉ねぎは、高血圧に伴う肩こりに。
虚 高齢の方には玉ねぎをじっくり煮て、食べやすく。

117 kcal
塩分 1.3g

お悩み別おすすめスープ

食べものの力をあますところなくいただける、胃腸に負担なく消化吸収できる。
それがスープの力です。飲み続ければ体質改善も。受験生の夜食にも活躍。

［せき］

ねぎたっぷり大根おろしスープ

のどがじんわり暖まる頼もしいスープ。
冷え性の人にもぴったり。

【材料（4人分）】

大根…400g（1/2本）
ねぎ…1本分（100g）
レモンの皮…適宜
塩こうじ…大さじ2
水…1カップ
水溶き片栗粉…大さじ1

【作り方】

1. 大根はすりおろし、ねぎは小口切りにする。レモンの皮はすりおろす。
2. 鍋に水、ねぎを入れてふたをし、中火弱でしんなりするまで加熱する。
3. 水溶き片栗粉を加えて火を止め、大根おろし、塩こうじを加えて混ぜ、器に盛り、レモンの皮を散らす。

［アレルギー性鼻炎］

れんこんのすりおろし汁

れんこんと麦が溶けあって優しいのどごし。
素朴な味にパワーが秘められています。

【材料（4人分）】

大麦（ゆでたもの）…50g
れんこん…150g
水…3カップ
かつおぶし…2g
塩…小さじ2/3強

【作り方】

1. 大麦はたっぷりの熱湯で15分ゆで流水で洗い、ざるに上げ水気を切る（冷凍しておくと便利）。
2. れんこんの皮をアルミホイルでこすり洗いし、ざく切りにする。
3. 1、2、水、かつおぶしをなめらかになるまでミキサーにかけ、鍋に移し、中火で温め塩で味を整える。

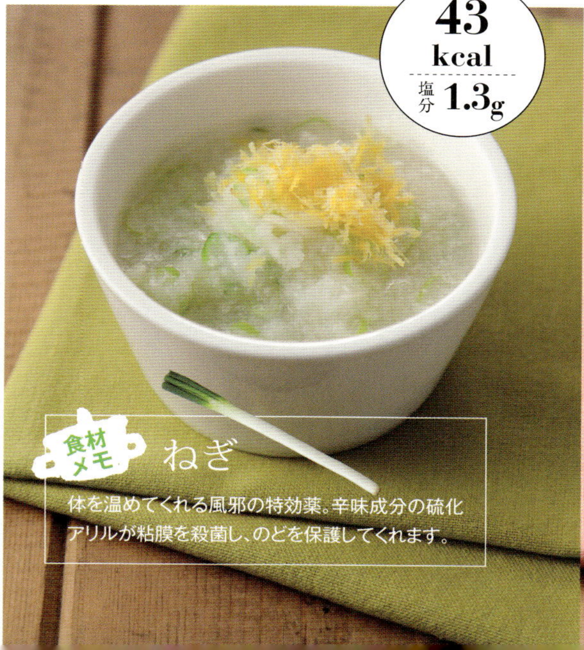
43
kcal
塩分 1.3g
食材メモ
ねぎ
体を温めてくれる風邪の特効薬。辛味成分の硫化アリルが粘膜を殺菌し、のどを保護してくれます。

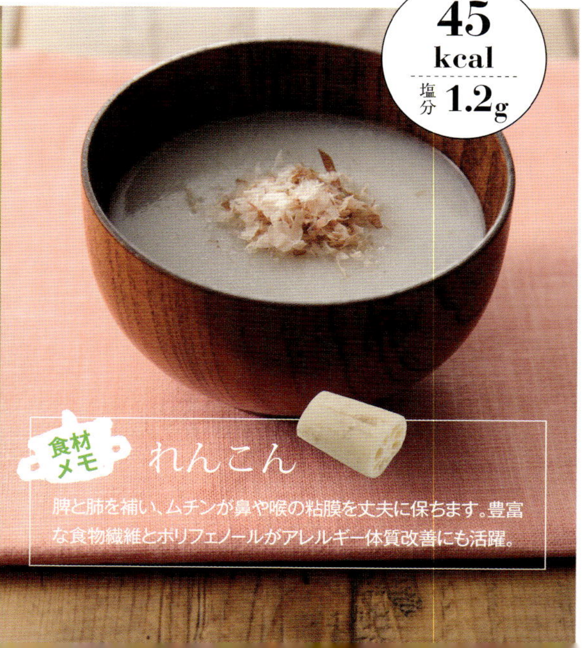
45
kcal
塩分 1.2g
食材メモ
れんこん
脾と肺を補い、ムチンが鼻や喉の粘膜を丈夫に保ちます。豊富な食物繊維とポリフェノールがアレルギー体質改善にも活躍。

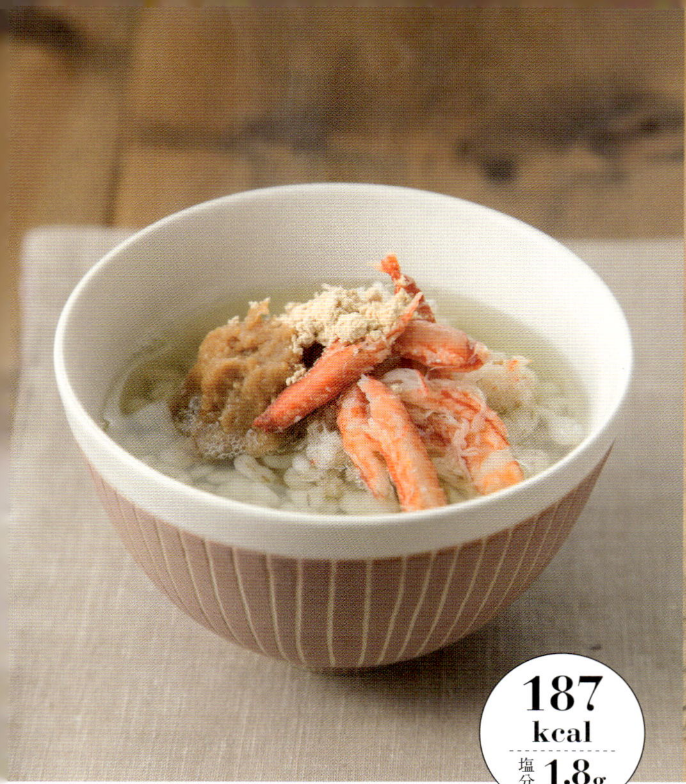

187 kcal 塩分 1.8g

[女性ののぼせ]
お茶漬け風スープ

亜鉛豊富なかにときな粉のイソフラボンが
女性ホルモンのバランスを整えてくれます。

【材料（4人分）】

大麦（ゆでたもの）…400g
かに缶…80g
みそ…小さじ2×4
きな粉…適宜
緑茶…適宜

【作り方】

1. 大麦はたっぷりの熱湯で15分ゆでて流水で洗い、ざるに上げて水気を切る（冷凍しておくと便利）。もう一度ラップをかけ、レンジで温めて器に盛る。
2. 1にかに缶、みそ、きな粉を盛り合わせ、お好みの量の緑茶をかける。

食材メモ　きな粉

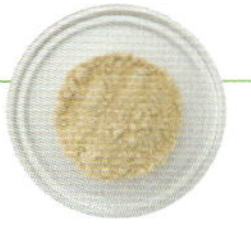

大豆に多く含まれ、女性ホルモンに似た働きを持つイソフラボンが、のぼせなど更年期障害の改善を促します。

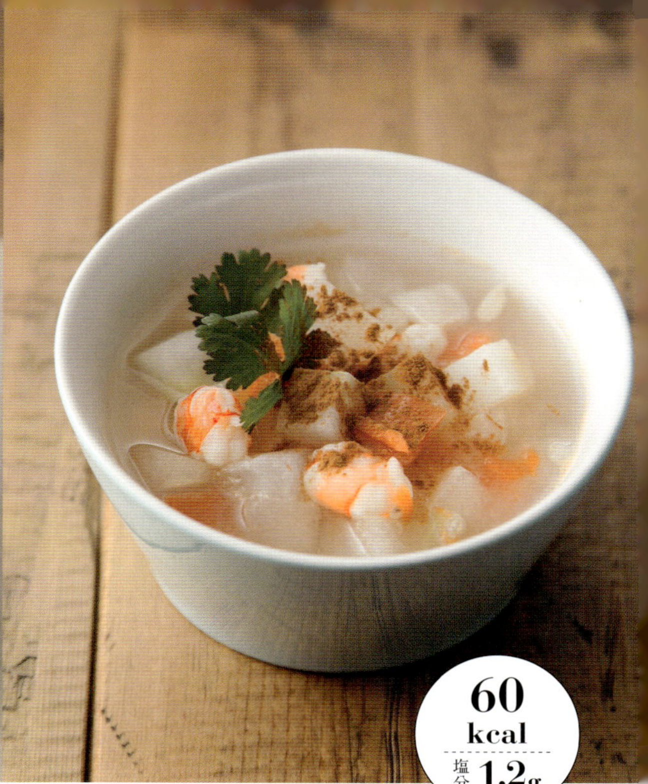

60 kcal 塩分 1.2g

[むくみ]
エスニック風スープ

タイの屋台風スープで
水分を代謝してすっきり！

【材料（4人分）】

冬瓜…400g
トマト…1/2個
えび…8尾
水…2カップ
塩…小さじ2/3
シナモン…適宜
パクチー…適宜

【作り方】

1. 冬瓜は皮をむき、1cm角に切る。トマトも同様に切る。えびは殻をむき、1cm幅に切る。
2. 鍋に冬瓜、トマト、水、塩を入れ中火弱で冬瓜に火が通るまで加熱する。
3. 火が通ったところでえびを加え、さっと火を通し、シナモン、パクチーを飾る。

食材メモ　冬瓜

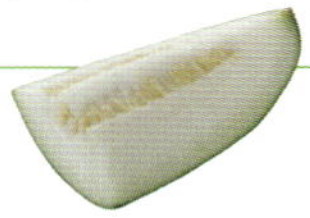

カリウム豊富で利尿作用を高め、むくみを解消します。体にこもった熱をとってくれるので夏バテにも効果あり。

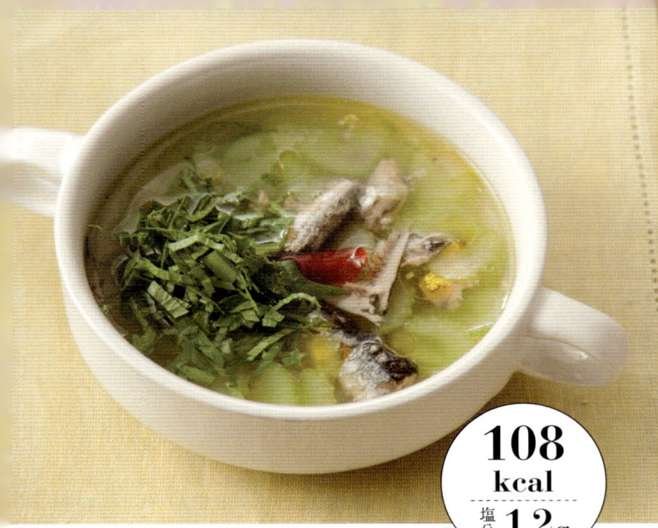

108 kcal
塩分 1.2g

［食欲不振］

オイルサーディンとセロリのスープ

セロリの香りが気分をさわやかに。
絶妙なすっぱ辛さで食欲が復活します。

【材料（4人分）】

オイルサーディン…8枚
セロリ…2本
にんにく…1かけ
オリーブオイル…大さじ1/2
唐辛子…1本分
水…3カップ
塩…小さじ2/3
酢…小さじ2
アマニオイル…大さじ1

【作り方】

1. セロリの茎は薄切りにし、葉は細切りにする。にんにくはスライスする。
2. 鍋にオリーブオイル、にんにく、唐辛子を入れて香りが出るまで中火弱で炒め、 セロリ（茎）を加えしんなりするまで炒める。
3. 水を入れ、一煮立ちしたところでオイルサーディンを加え、塩、酢で味を整える。
4. 器に盛り、セロリの葉を散らし、アマニオイルを垂らす。

食材メモ 酢

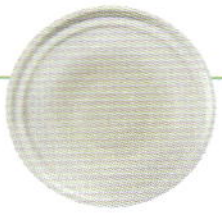

酸味が胃液やだ液の分泌を助けて、食欲を増進させてくれます。消化不良改善、血流改善、疲労回復など多様な効能が。

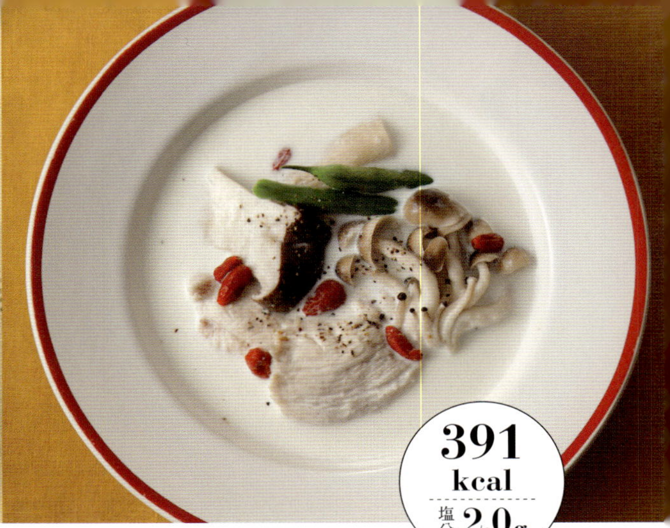

391 kcal
塩分 2.0g

［高血圧］

シチュー風スープ

きのこたっぷりで血圧を下げてくれる
ボリュームたっぷりのごちそうスープ。

【材料（4人分）】

しめじ…2パック
エリンギ…2パック
いんげん…4本
くこの実…適宜
鶏胸肉…1枚
じゃがいも…4個
牛乳（または豆乳）…6カップ
塩…小さじ1強

【作り方】

1. しめじは石づきをとり、大ぶりにほぐす。エリンギは1本を4等分に切る。いんげんは斜め半分に切る。くこの実は水で戻す。
2. 鶏胸肉は皮をとり、そぎ切りにし、軽く塩こしょう（分量外）をする。
3. じゃがいもは洗って600Wの電子レンジに8分前後かけ、やわらかくなったら皮をむき、熱いうちにつぶす。
4. 3に牛乳（または豆乳）としめじ、エリンギを入れ中火弱で火にかける。一煮立ちしたら鶏胸肉、いんげんを加えて塩で味を整え、鶏肉に火が通るまで加熱する。
5. 器に盛り、くこの実を散らす。

食材メモ きのこ

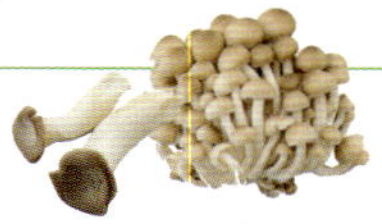

繊維豊富で低カロリー、豊富なカリウムに血圧を下げる効果があります。免疫力アップのためにも積極的にとりたい。

[二日酔い]

カレー風スープ

しじみとトマトで優しく体をいたわりましょう。
ターメリック1さじでカレー風に。

【材料(4人分)】

白しめじ…1パック
トマト…1/2個
しじみ(冷凍)…200g
ミックスビーンズ…1缶(120g)
ターメリック…小さじ2/3
水…4カップ
塩…小さじ1
黒こしょう…適宜

【作り方】

1. 白しめじは石づきをとってざく切り、トマトは1cm角に切る。
2. に1、水を入れ中火弱で火にかけ、一煮立ちしたところでしじみ、ミックスビーンズを入れる。
3. しじみの殻が開いたら塩、ターメリックで味を整え器に盛る。お好みで黒こしょうをかける。

食材メモ しじみ

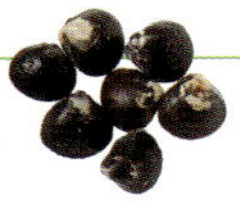

肝を補い、体にたまった熱をしずめます。アンモニアを分解するオルニチンが豊富で、二日酔いを改善。

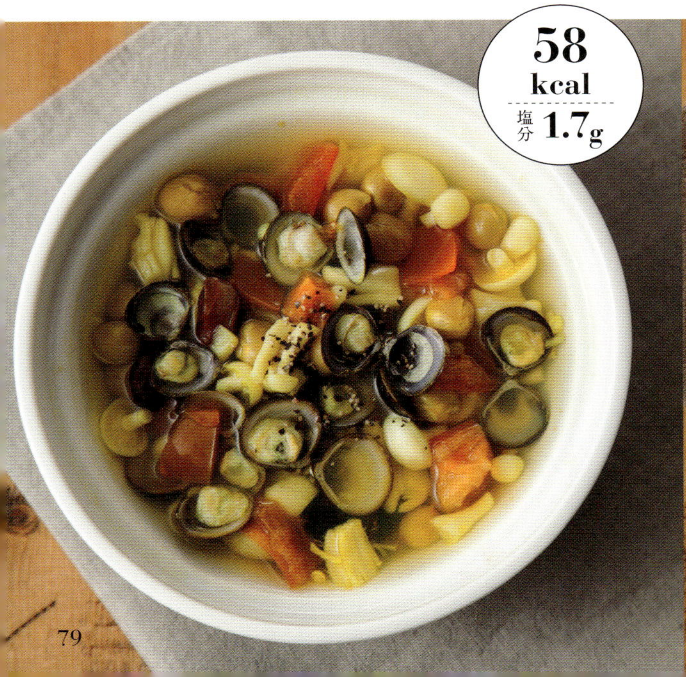

58 kcal
塩分 1.7g

[ニキビ]

ルバーブとかぼちゃのスープ

ルバーブでおなかの中からきれいに。
かぼちゃのカロテンでさらに肌美人。

【材料(4人分)】

ルバーブ(皮は適宜)… 60g
かぼちゃ…200g(1/8個)
水…1カップ
豆乳…2カップ
塩…小さじ1弱
アマニオイル…適宜

【作り方】

1. ルバーブは皮をむき、皮は氷水につける。茎は小口切りにする。かぼちゃは一口大に切る。
2. ルバーブの茎小口切り、かぼちゃ、水をミキサーになめらかになるまでかける。
3. 鍋に移し、中火弱で火を通し豆乳を加える。一煮立ちするところで塩で味を整え、器に盛り、ルバーブの皮を飾ってアマニオイルをかける。

食材メモ ルバーブ

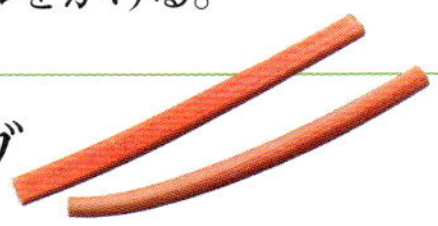

ルバーブの根茎は大黄《だいおう》の一種で、便秘に顕著な効果があります。腸を整えて美肌へと導きます。

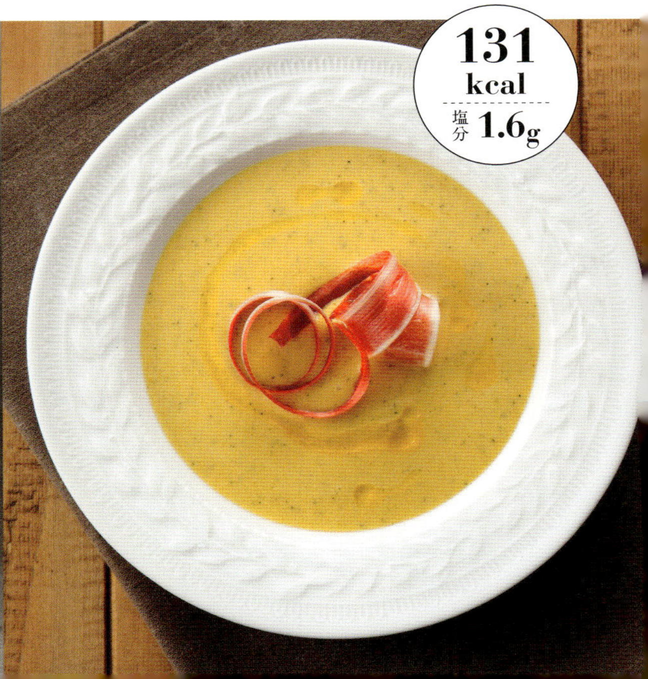

131 kcal
塩分 1.6g

漢方ごはん Q&A

【回答：丁 宗鐵】

Q 健康を考えた料理を作るとき、野菜の産地や栽培方法にはどの程度気をつけたらよいでしょう。

A 食材に興味のある方は、無農薬や有機農法で作られた野菜などに関心をお持ちのことが多いですが、あまりそれにこだわらなくても結構です。

まずは旬の野菜を選ぶことを大切にしてください。また、可能ならできるだけ身《しん》土《ど》不《ふ》二《じ》（身近でとれたものを食べること）を心がけ、ハウスものよりは路地ものを選び、地元の食材を食べるのが望ましいでしょう。

農薬についていえば、日本で使われている農薬はすべて水溶性なので、ぬるま湯でていねいに洗うことによって確実に除去できます。

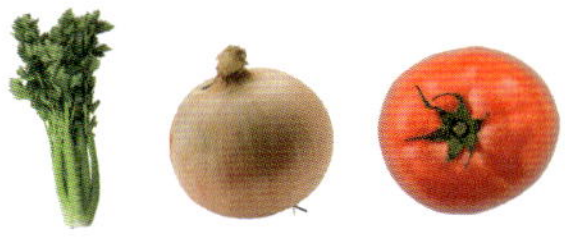

セリ　玉ねぎ　トマト

トマトなど実の野菜は傷のないものを選ぶ。

Q 小さな町に住んでいるので漢方食材が手に入りづらいのですが、どうすればよいでしょう。

A 本書では、漢方薬店にしかないような食材は一切用いず、スーパーで手に入る食材だけでレシピを考えました。最近は中華材料コーナーなども充実していますので、探せばほとんどあると思います。例えばはすの実などは、小さなスーパーにはないかもしれませんが、大きなスーパーや百貨店の食料品売り場などにありますから、大きなショッピングモールなどに行ったときにまとめて入手してはどうでしょうか。

また、インターネットなどで購入することも可能です。

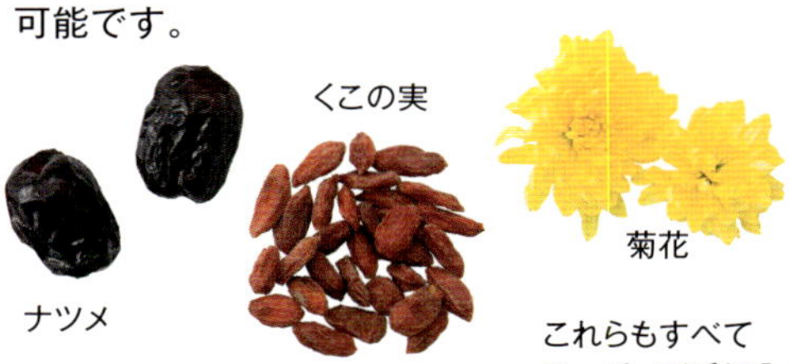

くこの実　菊花　ナツメ

これらもすべてスーパーで手に入る。

Q 精密検査で異常なしでしたが、頭痛がひどくて西洋医学の薬を飲んでいます。それと漢方的な食事を併用しても効果があるのでしょうか。漢方のお医者さんにかかった方がよいでしょうか。

A 深刻な病気とは関連のない「慢性頭痛」に対しては、本書の頭痛の項目にあるような食事を試してみて、症状の軽減をみた場合には徐々に頭痛薬を減らしてください。それでも症状が変わらないときには、漢方薬や鍼灸治療も併用するとよいでしょう。

逆に、まず漢方薬や鍼灸治療を受けてつらい症状が軽減してから、安定状態の維持を目的として、頭痛に良い食材を試すやり方もあります。西洋医学の頭痛薬の副作用（主に胃腸症状）がある方には、後者がおすすめです。

第3章

丁先生
オリジナルレシピ

丁先生が健康のために
自分で作って家族で食べている
「医者の養生食」を紹介します。

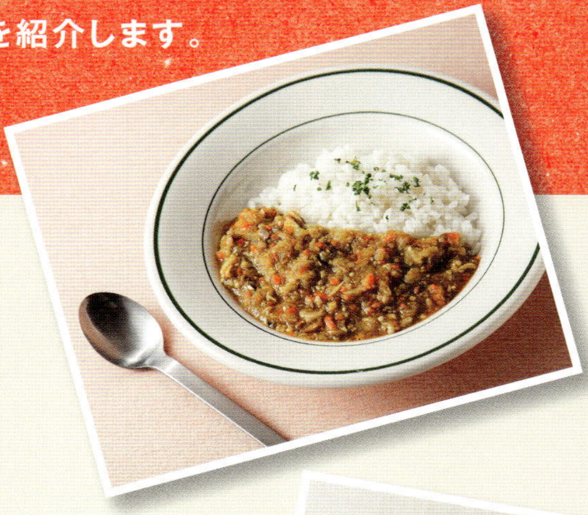

カレーバリエーション……82

漢方的和食レシピ……85

手作り発酵食品……88

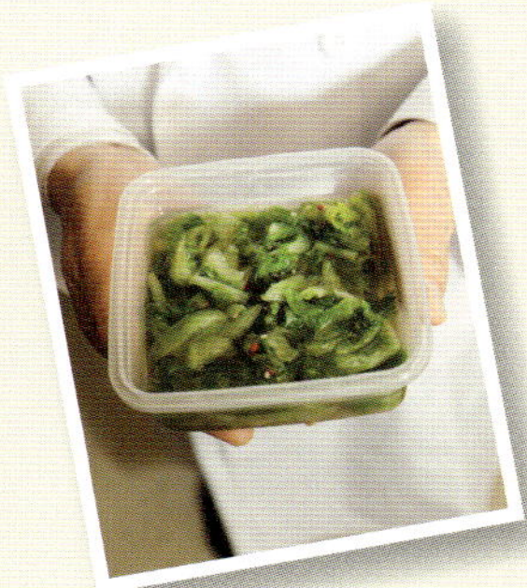

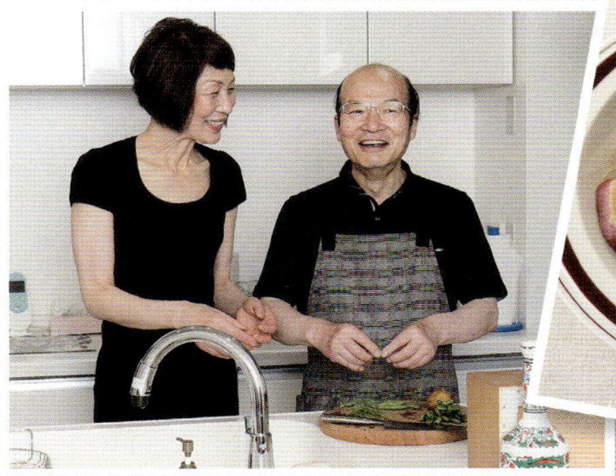

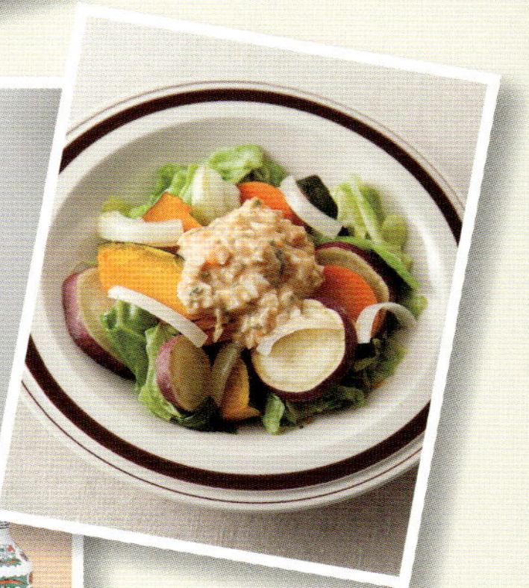

1 丁先生流 カレーバリエーション

ベジタブルカレー

きのこたっぷりの具だくさん・あっさりカレー。
塩を使わず、ガラムマサラで本格的な味。

382 kcal
塩分 0.1g

【材料(4人分)】

玉ねぎ…1個	なめこ…1パック
水…600ml	まいたけ…1パック
にんじん…1本	カレー粉…大さじ2
ガラムマサラ…小さじ2	酢…大さじ2
長いも…300g	ごはん…640g(約4杯)
えのきだけ…1パック	パセリ、こしょう、シナモン…適宜

【作り方】

1. 玉ねぎをみじん切りにし、フライパンで弱火で蒸し炒めする。
2. 水ににんじんのみじん切りを入れ、一煮立ちさせる。
3. と❷を合わせ、ガラムマサラ、すりおろした長いもを入れ5分くらい煮込む。
4. えのきだけ、なめこ、まいたけを粗みじん切りにして入れ、カレー粉、酢を加えて3分くらい煮込む。
5. ごはんを皿に盛り、あればパセリのみじん切りを振り、カレーを添え、お好みでこしょうやシナモンを振る。

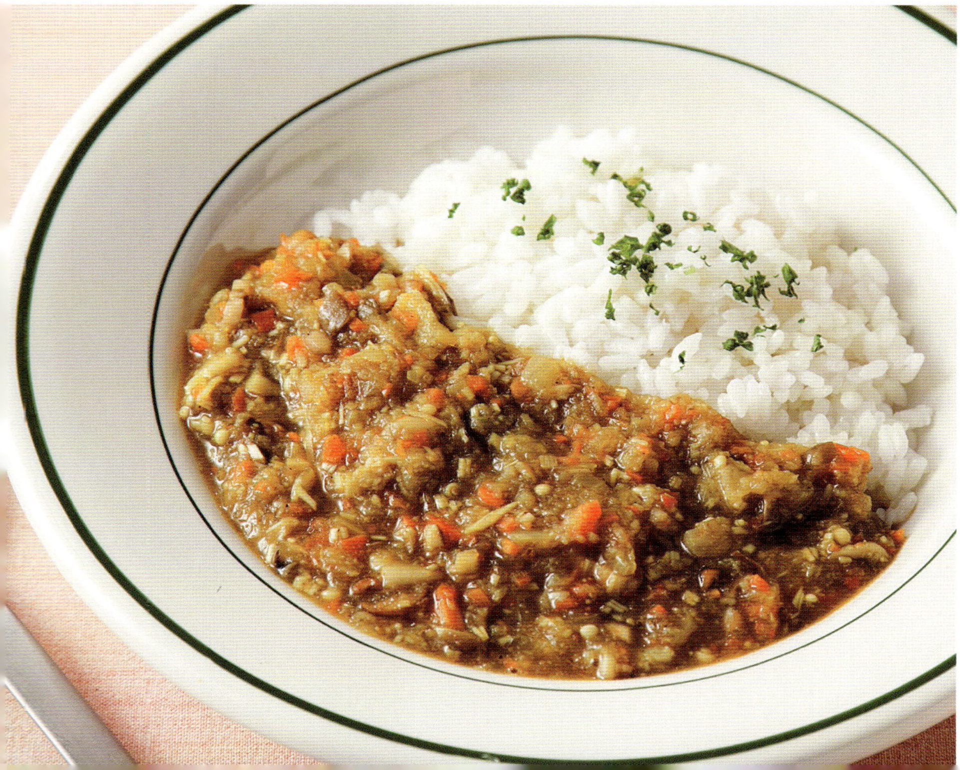

カレーに使うスパイスには、漢方で使う生薬と同じものがたくさん。シナモンは桂皮《けいひ》、クローブは丁字《ちょうじ》、ターメリックは鬱金《うこん》です。朝にカレーを食べれば脳が活性化し、元気に働けます。丁先生ご推奨の「朝カレー生活」、いかがでしょうか。

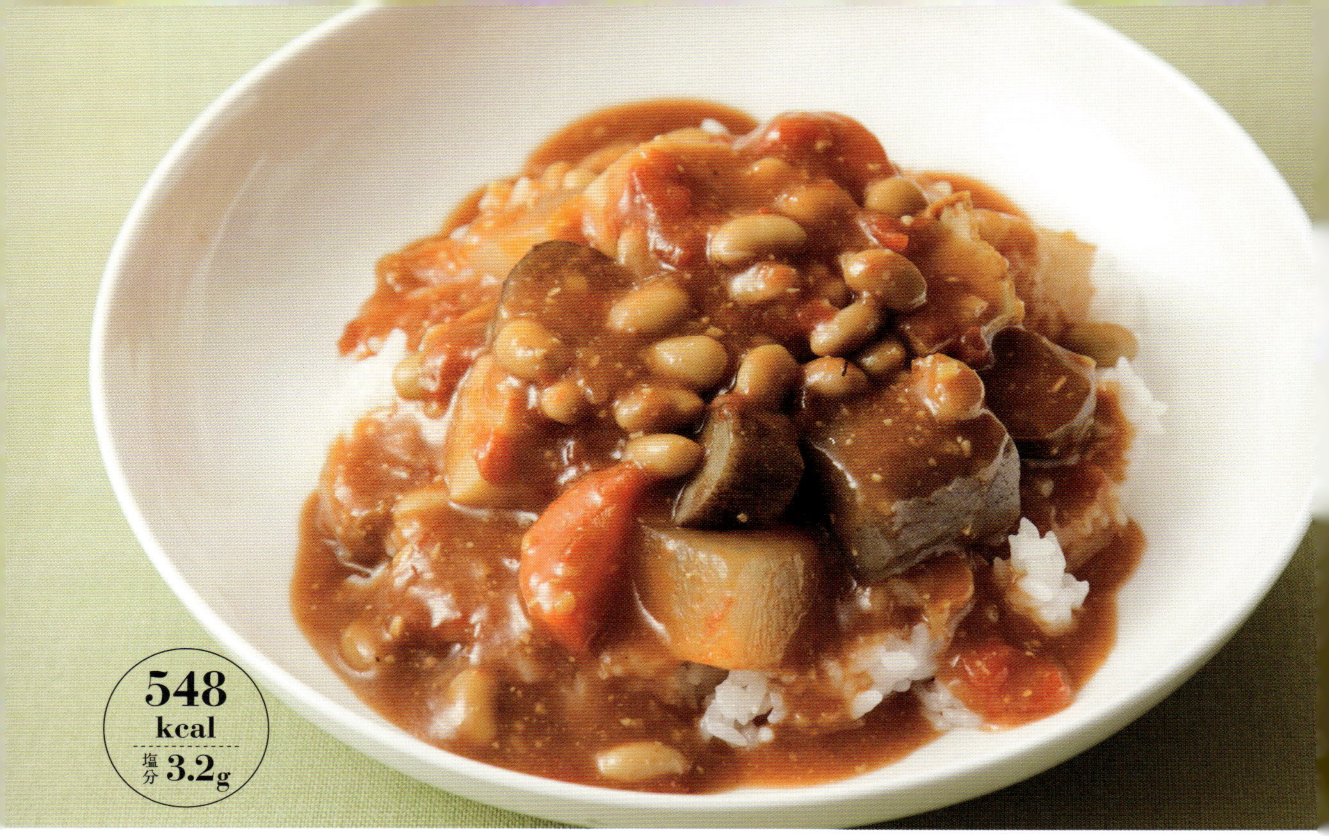

トマトスープカレー

お煮しめの材料が引っ越してきたみたい。
トマト味が全体をなじませておいしい！

【材料（4人分）】

ごぼう…1本
大根…300g（1/3本）
にんじん…1本
こんにゃく…1枚
厚揚げ…1枚
オリーブオイル…大さじ1
水…400㎖
あさり缶…1缶
しょうが…1かけ
大豆（水煮）…100g
カットトマト…395g（1パック）
ガラムマサラ…小さじ1
みそ…大さじ2
塩…少々
水溶き片栗粉…大さじ2
オリーブオイル…大さじ1
ごはん…640g（約4杯）

【作り方】

❶ ごぼう、大根、にんじんは少し大きめの角切りにする。

❷ こんにゃくは塩もみして洗い、同様に刻む。厚揚げも同じくらいに切る。

❸ オリーブオイルで❶❷を炒める。

❹ 水とあさり缶を汁ごろを入れ、一煮立ちさせてあくをひき、厚揚げ、しょうがのみじん切りを入れてしばらく煮込む。

❺ やわらかくなったら大豆水煮、カットトマト、ガラムマサラ、みそを入れ塩で味を整える。

❻ 水溶き片栗粉でとろみをつけ、ごはんにかける。

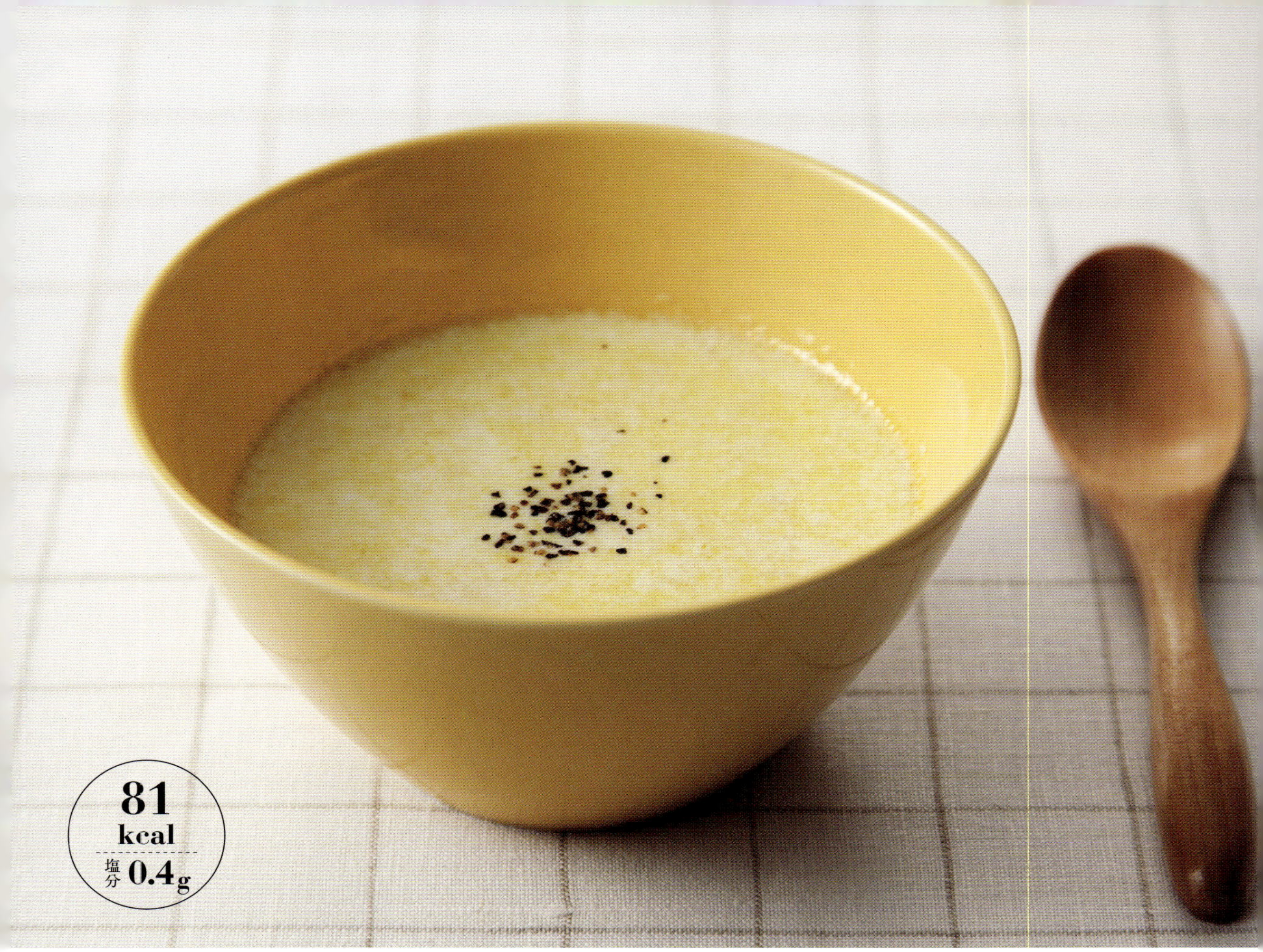

81
kcal
塩分 0.4g

簡単カレースープ

朝一番にパパッと作って
1日の活力のもとをもらえるスープ。

【材料(4人分)】

カレーキューブ(20g)…2個
無調整豆乳…3カップ
塩こしょう…少々
好みのスパイス…少々

【作り方】

小鍋にカレーキューブと無調整豆乳を入れ、混ぜながら溶かし、塩こしょうで味を整え、好みのスパイスを振る。

カレーキューブの作り方

これさえ作っておけばいろいろに楽しめる
カンタン自家製カレーの素。

【材料】

オリーブオイル(またはごま油)…大さじ4
小麦粉…大さじ4
水…2カップ
ガラムマサラ…小さじ2

【作り方】

❶ フライパンにオリーブオイルを入れて小麦粉を入れ、よく炒める。

❷ 火を止めて水を少しずつ入れて伸ばし、一煮立ちさせる。

❸ 製氷皿にラップを敷き、その上から❷を流し込み、粗熱が取れたらラップをかけて冷凍保存する。

2 丁先生流 漢方的和食レシピ

和のおそうざいの素材をそのまま使い、
少しだけ漢方テイストをプラス。
野菜、きのこ、海藻類をたっぷり使い
ササッと手軽に作れます。

まいたけとこんにゃくの白あえ

繊維がたっぷりとれておなかも満足。
ダイエットにもぜひおすすめ。

106 kcal
塩分 1.1 g

【材料(4人分)】

- 芽ひじき…10g
- まいたけ…1パック
- 糸こんにゃく…100g
- いんげん…100g
- もずく…100g
- 木綿豆腐…1丁
- 塩昆布…20g
- しょうゆ…少々
- 練りごま…大さじ1

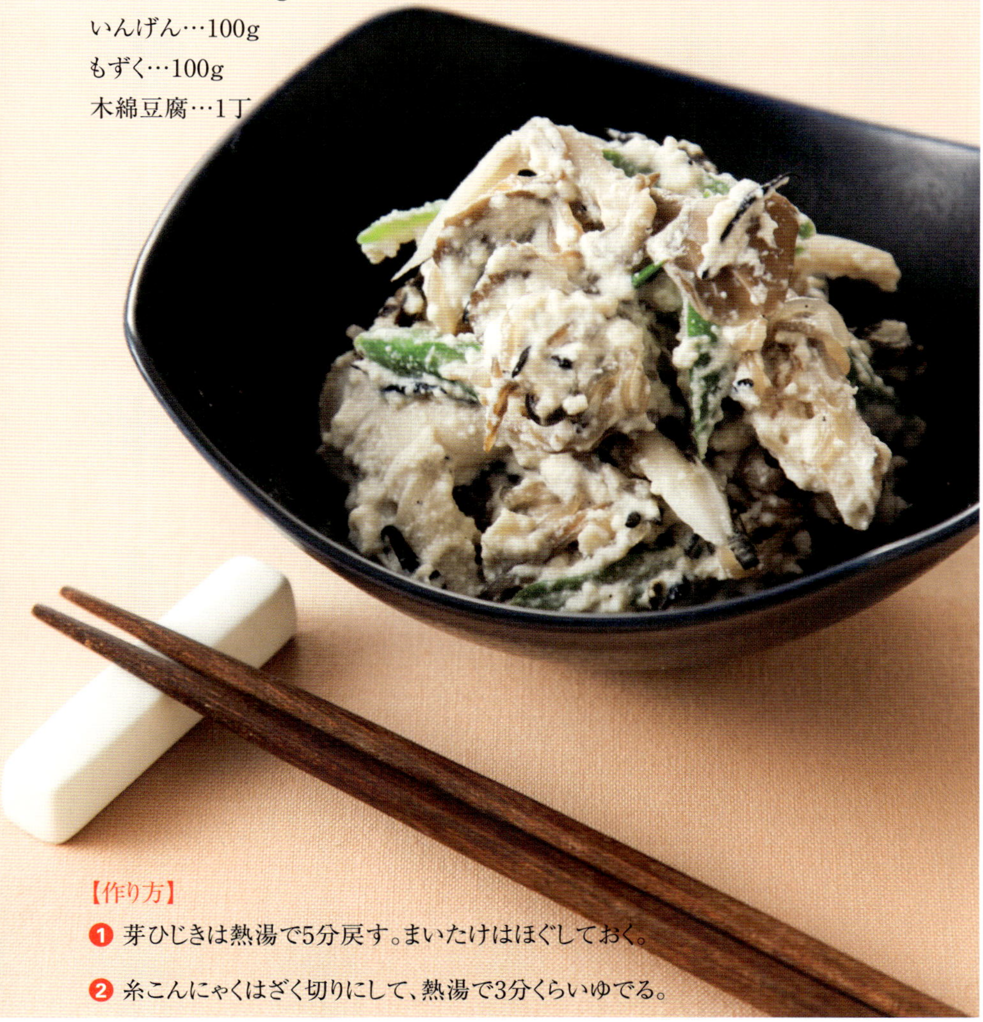

【作り方】

1. 芽ひじきは熱湯で5分戻す。まいたけはほぐしておく。
2. 糸こんにゃくはざく切りにして、熱湯で3分くらいゆでる。
3. 2に1を入れさっと火を通して水気を切る。
4. いんげんはさっとゆでて水気を切り、斜め薄切りにする。
5. 木綿豆腐を軽くペーパーで抑えて水気をさっと切り、手でつぶす。
6. 練りごま、塩昆布、しょうゆを入れて全部を混ぜ合わせる。

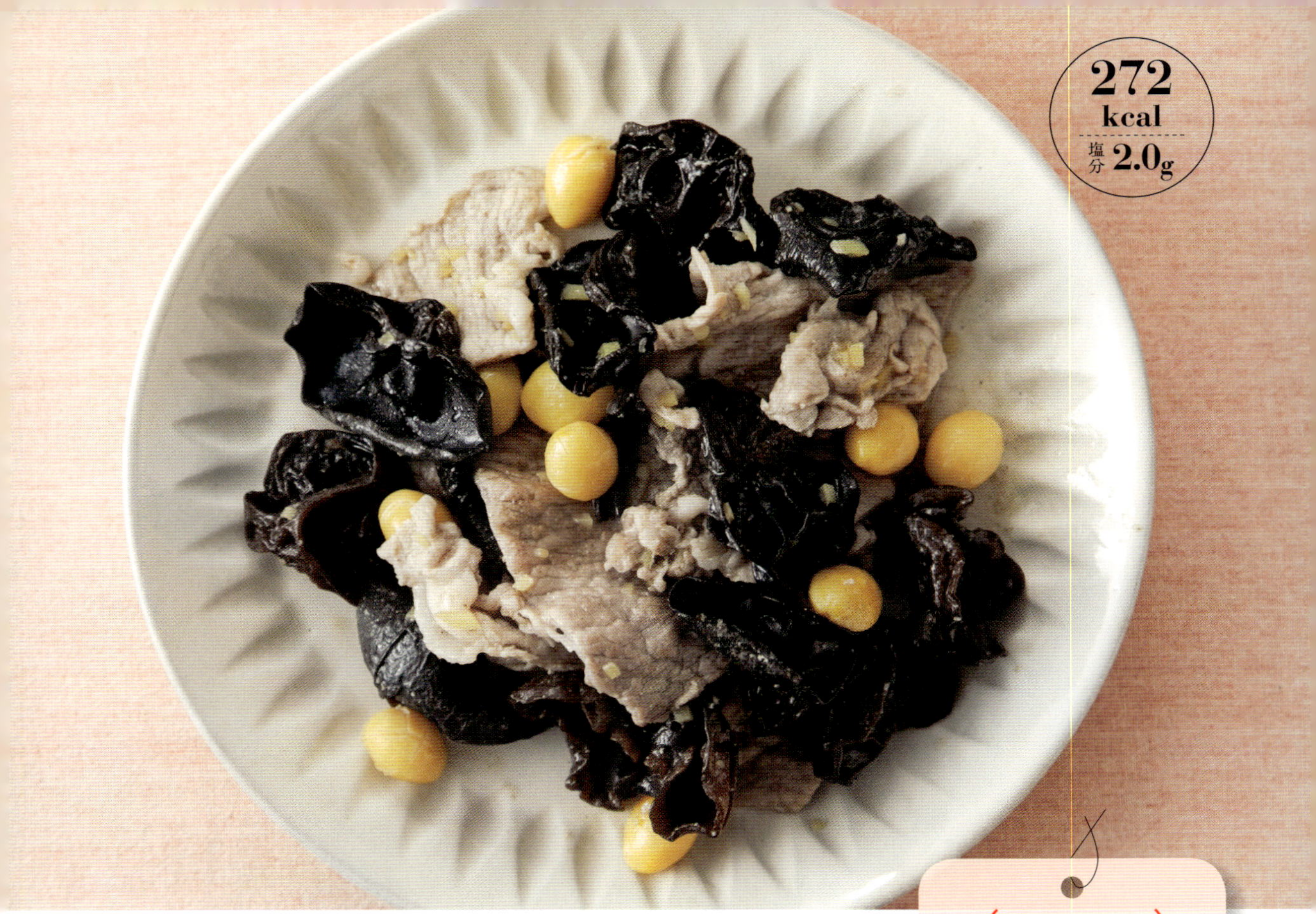

272 kcal
塩分 2.0g

豚肉の変わりしょうが焼き

ぎんなんと黒きくらげを入れるだけで
いつものしょうが焼きが薬膳風に。

【材料(4人分)】

豚もも薄切り肉…400g
塩…小さじ2/3
こしょう…適宜
酒…大さじ2
しょうが(みじん切り)…2かけ分
黒きくらげ…20g
オリーブオイル…大さじ2
ぎんなん…100g
しょうゆ…小さじ4

【作り方】

1. 豚もも薄切り肉に塩こしょう、酒をもみこみ、さらにしょうがのみじん切りをもみこむ。
2. 黒きくらげは水で戻しておく。
3. フライパンを熱してオリーブオイルを入れ1、2、ぎんなんの順に入れて炒め、しょうゆを回しかけて火を通す。

(食材メモ)
ぎんなん

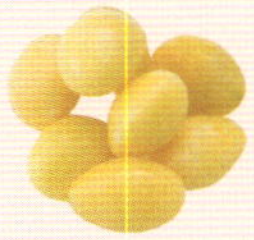

肺の働きを助け、せきやたん、喘息を改善。炎症やおりものを抑える作用もあります。

(食材メモ)
黒きくらげ

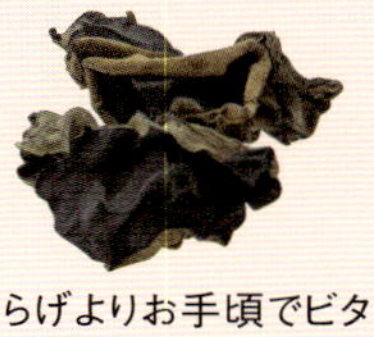

白きくらげよりお手頃でビタミン、ミネラル、食物繊維が豊富。ダイエットにもおすすめ。

洋風きんぴら

豪快な切り方で噛みごたえ満点。
バルサミコ酢の味わいでいくらでも食べられます。

丁先生はバルサミコ酢を米酢、黒酢、ワインビネガーにしたり、オリーブオイルをごま油に、しょうゆをナンプラーにかえるなどして、バリエーションを広げています。

【材料(4人分)】

ごぼう…100g(2/3本)
大根…200g(1/4本)
れんこん…100g(1/2本)
にんじん…100g(1/2本)
オリーブオイル…大さじ1
しょうゆ…小さじ1
塩…小さじ1/2
バルサミコ酢…大さじ1
黒こしょう…適宜

【作り方】

1. ごぼう、大根、れんこん、にんじんは繊維に沿って拍子切りにし、ごぼうとれんこんはさっと洗い水気を切る。
2. フライパンにオリーブオイルを入れ、にんじん、大根、れんこん、ごぼうの順に炒め、塩、しょうゆ、バルサミコ酢で味を整える。
3. 最後に黒こしょうを振る。

84 kcal
塩分 1.0g

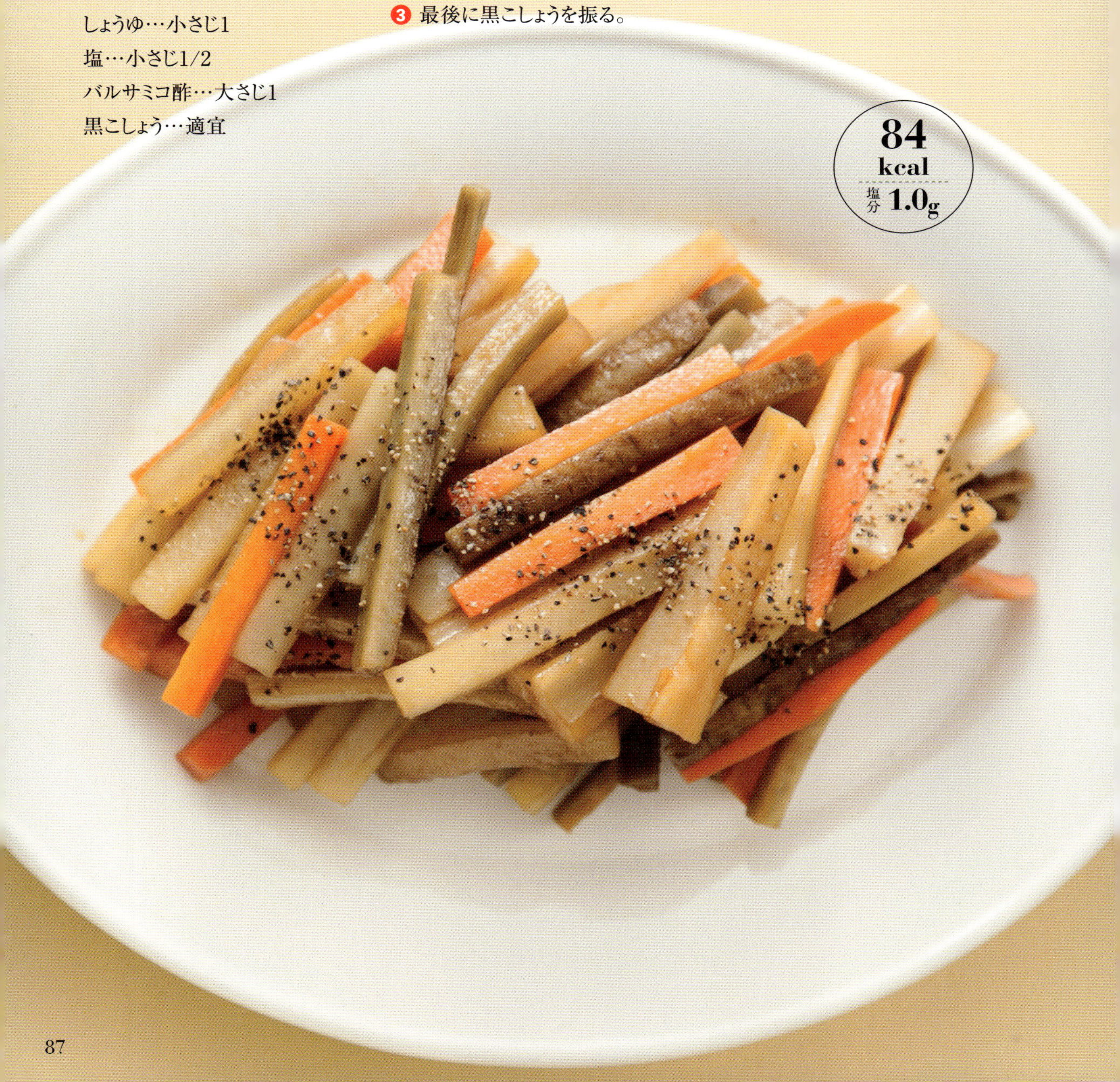

簡単にできて毎日楽しめる

丁先生の手作り発酵食品

腸を活性化する発酵食品は脳にも良い効果が！　医者が「自分で作って食べている」毎日レシピです。

水キムチ

最初にお湯で雑菌を除去するのがポイント。
水の部分に植物性乳酸菌がたっぷり！　からくないキムチなので、お子さんにも。

小松菜の水キムチ

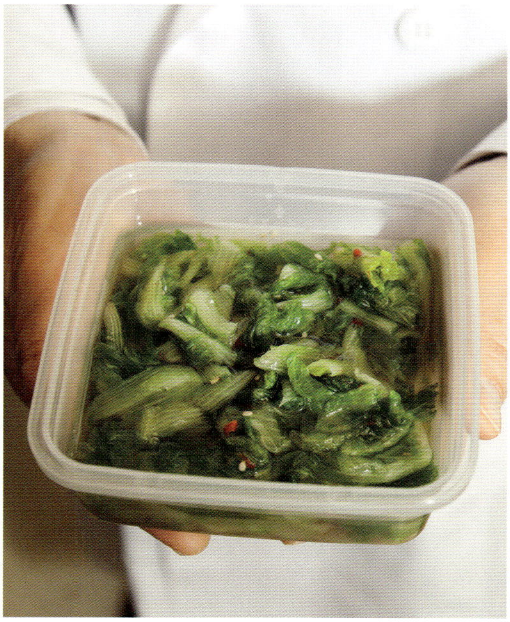

【材料（分量はすべて適宜）】

小松菜
塩
水キムチの汁・豆乳ヨーグルトの
　上澄みなど（乳酸菌）
にんにくまたはしょうが
りんごのすりおろしまたは
　パイナップルの汁

【作り方】

1. 小松菜に軽く塩をまぶして水分をとる（この工程は省いてもよい）。
2. 60℃以上の湯に1分ほど浸して雑菌をとる。
3. 絞って塩抜きをし、植物性の乳酸菌を入れる。2回めからは前につけた水キムチの汁を使う。なければ豆乳ヨーグルトの上澄みなど。
4. 乳酸菌の繁殖を促すとともに風味を加えるために、にんにくのすりおろしかスライス、しょうがなどを入れる。また、少し糖分が入ると繁殖しやすいので、りんごのすりおろし、パイナップルの汁などを加える（加えた糖分は乳酸菌で完全に分解される）。
5. 冷蔵庫の野菜室などに1～2日おいておけば出来上がり。冷蔵庫で10日程もつ。

※野菜はお好みで何でもよい。
※糖分を加える際、砂糖は使わない。

水キムチは韓国がルーツですが、日本にも長野県のスンキや京都のすぐきなど、乳酸菌で漬けた低塩分の漬物がたくさんあります。いずれも寒い地域で野菜を保存する知恵から生まれた優れた保存食です。

豆乳ヨーグルト

市販の無調整豆乳で簡単に作れ、冷蔵庫で約2週間もちます。
できあがりは種ヨーグルトになり、大さじ1程度で次の分も作れます。

【材料】

成分無調整豆乳…1リットル
※市販の無糖ヨーグルト（5種以上）…各小さじ1

【作り方】

1. 無糖ヨーグルトを各小さじ1杯ずつ豆乳に入れてよく混ぜる。
2. 室温で3～8時間放置する（夏場は3時間、室温が低い場合は半日以上）。
3. 絹ごし豆腐ぐらいの固さ（泡が出てくる直前）になったら、冷蔵庫で保存する。

※種ヨーグルトで約10回繰り返し作れるが、丁先生はその間に新しい乳酸菌を数回たしている。無糖ヨーグルトのかわりに水キムチの汁（ペーパーフィルターでこしたもの）大さじ1を使っても作れる。

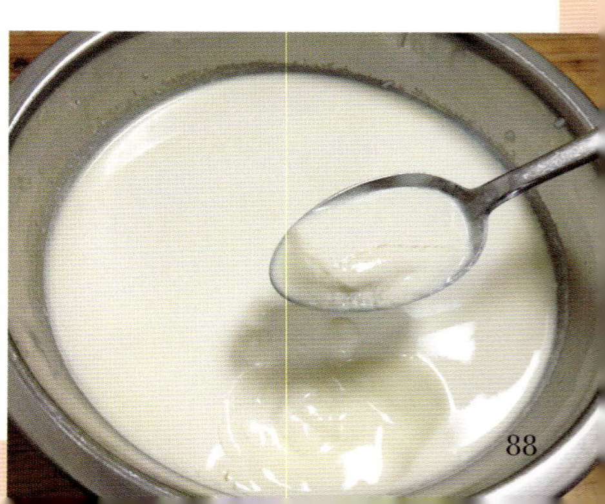

ヘルシーヨーグルトサラダ

190
kcal
塩分 0.9g

繊維いっぱいの野菜を集めて
自家製豆乳ヨーグルトでさっぱりと。

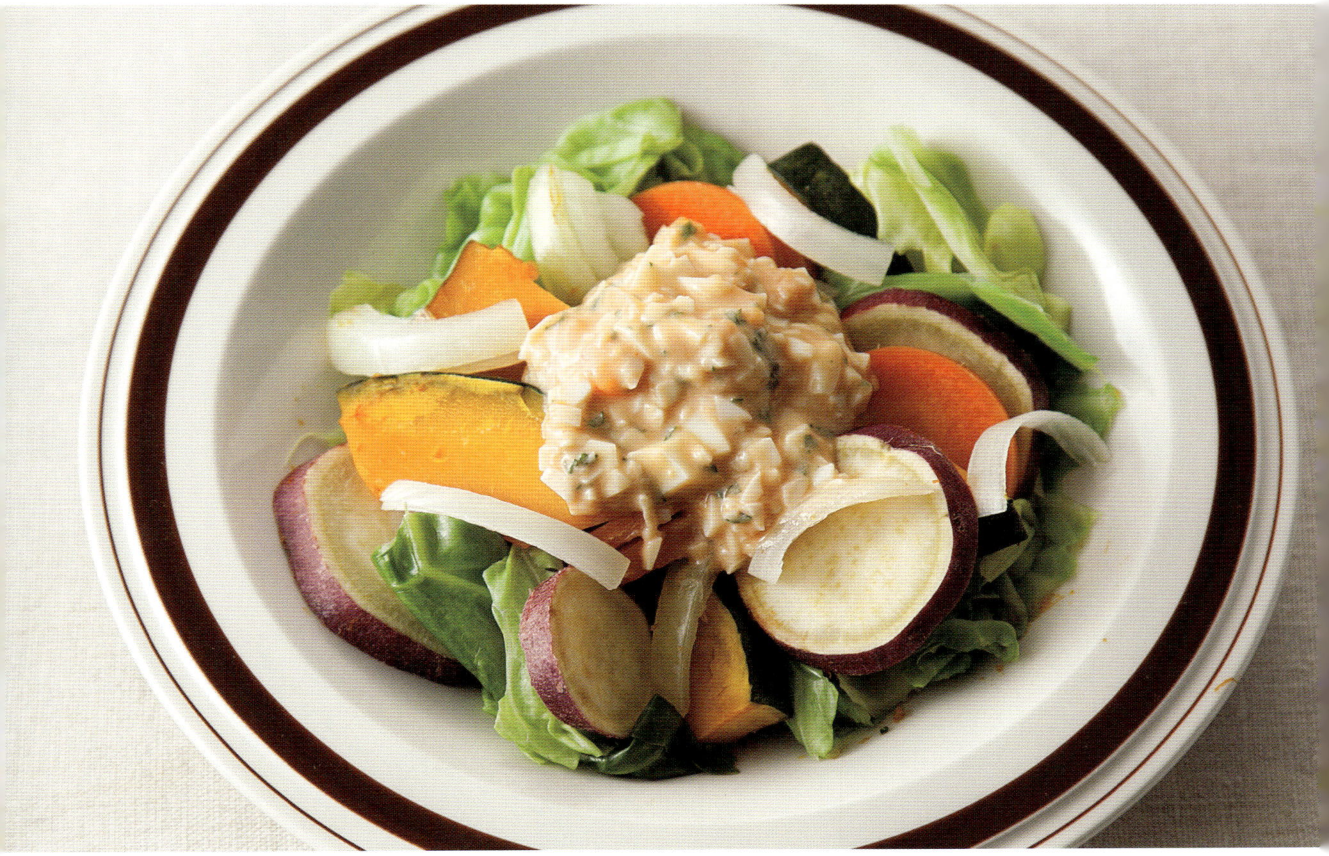

【材料(4人分)】

玉ねぎ…100g(1/2個)
キャベツ…200g(5枚)
にんじん…100g(1/2本)
かぼちゃ…200g(1/8個)
さつまいも…200g(1本)
豆乳ヨーグルト…大さじ4
ゆで卵…2個
塩…少々
こしょう…少々
パセリ(みじん切り)…少々
トマトケチャップ…小さじ2

【作り方】

1. 玉ねぎは少し厚めにスライスし、キャベツは大ぶりにちぎる。にんじん、かぼちゃは5㎜厚さ、さつまいもは3㎜前後に切る。
2. 1を耐熱容器に入れラップをかけて10分くらいレンジにかけて火を通す。
3. ボウルに豆乳ヨーグルト、ゆで卵の刻んだもの、パセリ、塩こしょう、トマトケチャップを入れて混ぜ、ドレッシングを作る。
4. 器に2を盛り、3をのせる。

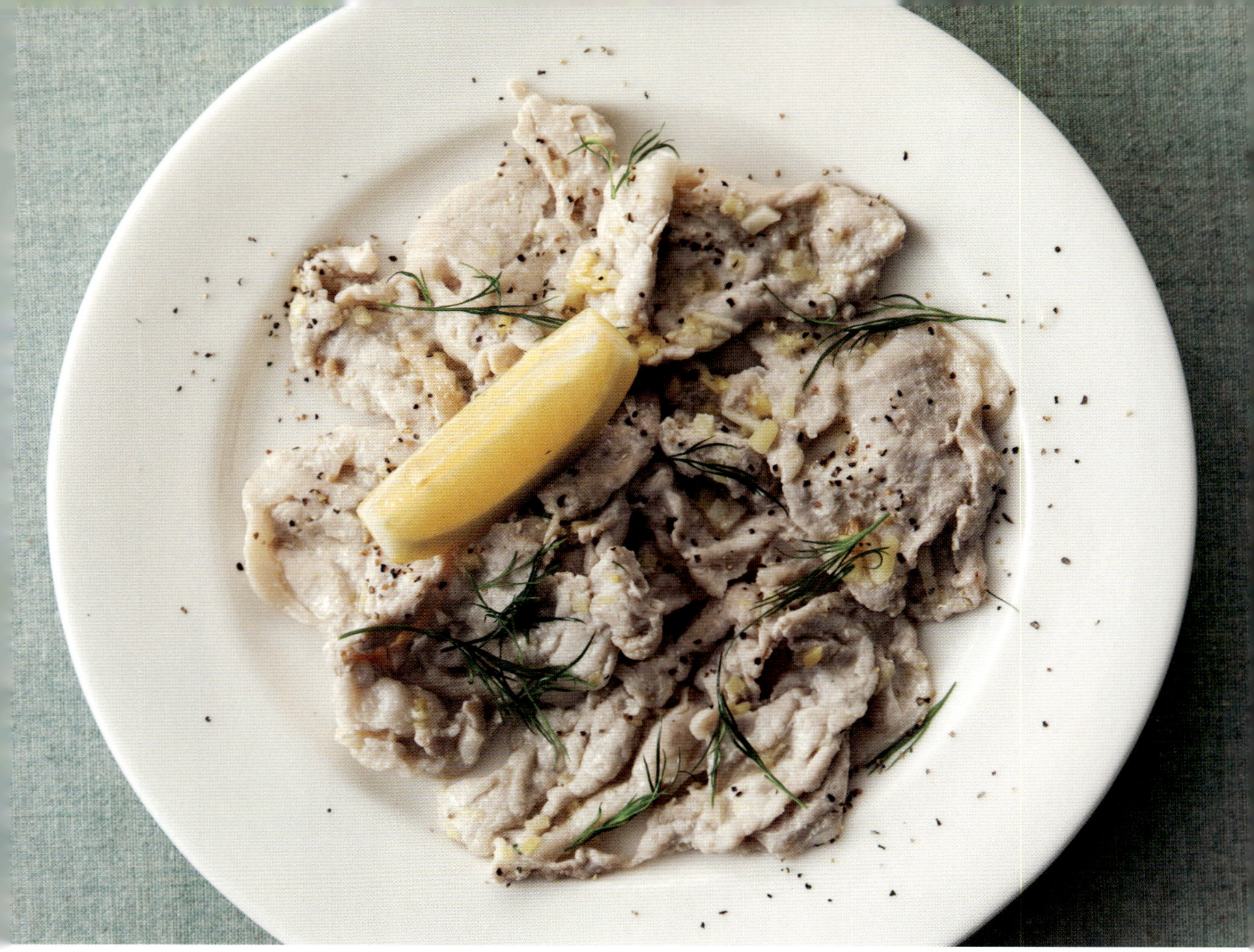

豚肉の豆乳ヨーグルト焼き

194
kcal
塩分 1.1g

豆乳ヨーグルトにつけこんで、疲労回復にいい豚肉をやわらかく。
ハーブとレモンを添えてさわやかに。

【材料(4人分)】

豚薄切り肉…400g
塩…小さじ2/3
こしょう…少々
豆乳ヨーグルト…大さじ8
ガラムマサラ…小さじ1/2
にんにく(みじん切り)…1かけ分
しょうが(みじん切り)…1かけ分
オリーブオイル…大さじ1
ディル…適宜
レモン…適宜
黒こしょう…適宜

【作り方】

1. ボウルに塩、こしょう、豆乳ヨーグルト、ガラムマサラ、にんにく、しょうがを入れて混ぜ、豚薄切り肉を入れて数分〜10分置く。
2. フライパンを温め、オリーブオイルを入れて1を焼く。
3. 器に盛りディルとレモン、黒こしょうを添える。

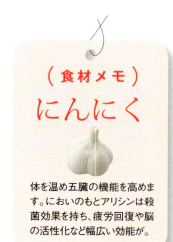

（食材メモ）

にんにく

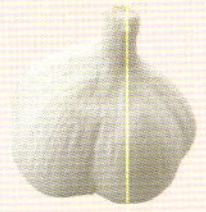

体を温め五臓の機能を高めます。においのもとアリシンは殺菌効果を持ち、疲労回復や脳の活性化など幅広い効能が。

―症状別・目的別―

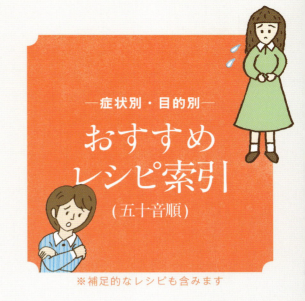

おすすめレシピ索引

（五十音順）

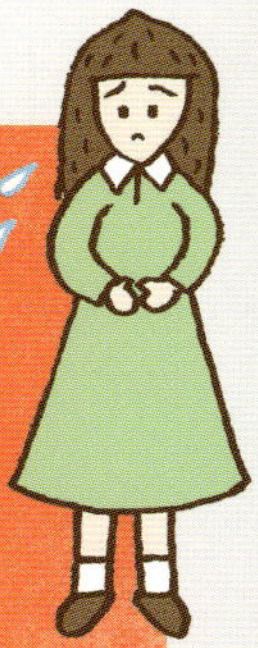

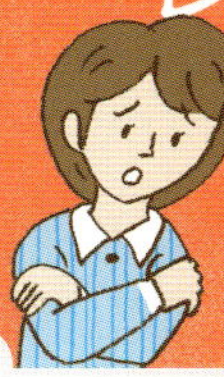

※補足的なレシピも含みます

アレルギー　76、87
胃もたれ　40、42
意欲の低下　23〜33
イライラ　24、28、35〜43、50、51、57、59
うつ、抑うつ状態　23〜33、35〜43
おりもの　86
肩こり全般　69〜75
眼精疲労　54、61〜67

記憶力の低下　23〜33
げっぷ　39
見当識障害　23〜33
高血圧　45〜50、59、74、75、78
骨粗しょう症　27、31、51、58、70
食欲不振　35〜43、78
自律神経失調症　35〜43
頭痛全般　53〜59、68〜75
せき　76
背中のこり　69〜75
涙が出る　61〜67
ニキビ　79
認知症予防　23〜33、38、43、67、70、72
脳の活性化　23〜33、38、43、67、70、72
のぼせ　36、56、77
吐き気（肩こり）　69〜75
パニック障害　35〜43
判断力の低下　23〜33

冷え　69〜76
貧血　56、64
不安　35〜43
二日酔い　53〜59、79
不眠（睡眠障害全般）　37、39〜41、45〜51、57、72、75
便秘　32、51、79、85〜89
暴力的な態度の鎮静　22〜33
勃起不全（ED）　34〜43
むくみ　77
目の不調全般　61〜67
めまい　29、53〜59、68〜75
妄想　22〜33
物忘れ　23〜33

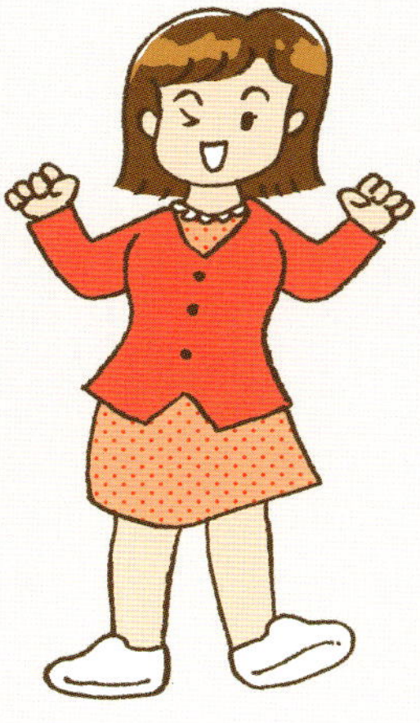

食材別索引

※太字は食材メモが入っているページです。

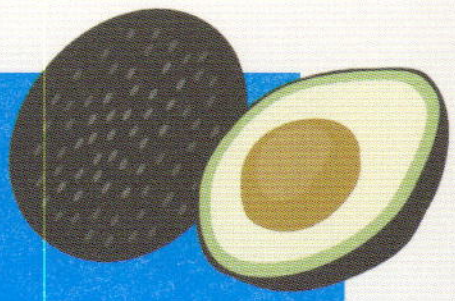

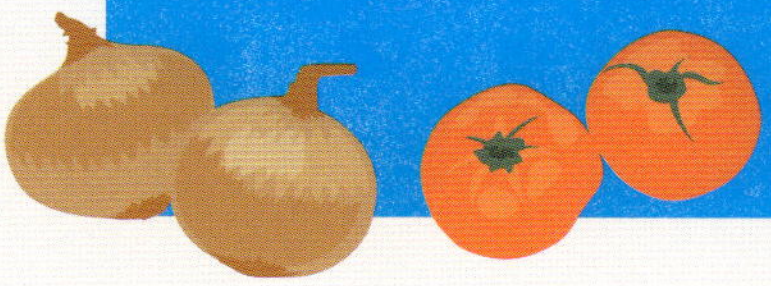

あ〜お

アーモンド 67・69

あさり 56・83
効能 不眠解消 めまい解消 鉄分補給
旬 春

あじ 38・72
効能 脳の活性化 不安解消 肩こり解消
旬 夏

厚揚げ 42・83

アボカド 72

アマニオイル 30・41・46・53・54・61・66・67・78・79
効能 脳の活性化 アレルギー緩和

杏 61・65・67
効能 眼精疲労解消

いわし 27・70
効能 脳の活性化 骨粗しょう症予防 肩こり解消
旬 夏

いんげん 78・85

うなぎ 29・62
効能 脳の活性化 不眠解消 眼精疲労解消 肩こり解消
旬 夏

梅干し 35・64・74

エゴマオイル 33・45・48・49・54・62・73
効能 老化防止 生活習慣病予防 アレルギー緩和

えのきだけ 82

えび 30・70・73・77
効能 脳の活性化 冷え防止 肩こり解消
旬 冬

エリンギ 78

オイスターソース 43・48

オイルサーディン 78

大葉 24・27・32・45・72
効能 老化予防 食欲促進
旬 夏〜秋

オリーブ 75

オリーブオイル 30・41・54・73・78・83・84・86・87・90

オレンジ 41

か〜こ

牡蠣 41・58
効能 不安解消 不眠解消 疲労回復
旬 冬〜春

かつおぶし 33・35・53・57・65・69・76

かに 77

かぶ 56
効能 頭痛解消 のぼせ解消
旬 冬

かぼちゃ 79・89

ガラムマサラ 82・83・84・90

カレー粉 82
寒天 69
菊花 効能 頭痛解消　眼精疲労解消　肩こり解消 **38**・72
きな粉 効能 のぼせ解消 **77**
キムチ 23・88
キャベツ 89
牛乳 **31**・53・**58**・78・84
きゅうり 旬 夏 28・51
ぎんなん 効能 せき止め 旬 秋 **86**
くこの実 効能 脳の活性化　滋養強壮　老化予防　眼精疲労解消 **24**・64・**67**・78
くるみ 効能 脳の活性化　老化予防 23・**32**
黒きくらげ 効能 脳の活性化　血流改善 **32**・**86**
黒ごま 効能 脳の活性化　老化予防 23・27・**29**・35・45・57・61
ごぼう 83・87
小松菜 効能 頭痛解消 旬 冬 **58**・88
こんにゃく 83・85

さ～そ

桜えび 74
酒 28・30・49・59・65・86
鮭 効能 脳の活性化　肩こり解消　美肌 旬 秋 23・**24**・**31**・69
さつまいも 89
さば（さんまと効能は同。旬は晩秋～冬） 23
山椒 26・36
さんま 効能 脳の活性化　コレステロール抑制　美肌 旬 秋 23・**26**
しいたけ 43
塩こうじ 76
塩昆布 85
しじみ 効能 二日酔い解消 **79**
七味唐辛子 24・48・75
シナモン 77・82
しめじ 42・**78**・79
じゃがいも 31・66・78
じゃこ 32
ジャスミン茶 40・**42**
春菊 効能 不安解消　不眠解消 旬 冬 **39**
しょうが 効能 冷え防止　老化予防　肩こり解消　免疫力アップ 旬 夏～秋 23・**26**・27・35・36・38・48・49・56・61・64・69・**70**・72・73・83・86・88・90
白ごま 57・69

白しめじ　79

酢　23・24・28・38・45・61・65・69・**78**・82
効能　食欲増進　血流改善　疲労回復

すずき　**46**
効能　不眠解消
旬　夏

セリ　**74**
効能　血流改善　肩こり解消
旬　春

セロリ　**36**・41・**46**・51・56・64・66・67・78
効能　不安解消　不眠解消　眼精疲労解消　のぼせ解消
旬　春〜秋

た〜と

ターメリック　27・79

大根　24・38・51・53・59・76・83・87
効能　頭痛解消　不安解消
旬　冬

大豆　**24**・83

卵　**28**・62・89

玉ねぎ　30・33・41・45・**46**・48・49・**50**・58・67・70・74・**75**・82・89
効能　不眠解消　肩こり解消
旬　秋〜冬

チーズ　31・51

チンゲン菜　51

ツナ缶　33

ディル　90

唐辛子　78

冬瓜　**77**
効能　むくみ解消　夏バテ解消
旬　夏

豆乳　35・79・88

豆乳ヨーグルト　88・89・90

豆腐　26・69・85

トマト　**28**・45・**50**・51・77・79・83
効能　イライラ解消　のどの渇き解消　老化予防
旬　夏

トマトケチャップ　33・62・89

鶏肉　**36**・78

な〜の

長いも　57・82

納豆　32・45・53・69・**75**
効能　不眠解消　眼精疲労解消　肩こり解消

なつめ　**39**
効能　不安解消　不眠解消　滋養強壮

生ハム　40

なめこ　82

ニラ　26・70・**73**
効能　血流改善　肩こり解消
旬　冬

にんじん　30・46・61・65・66・67・82・83・87・89
効能　眼精疲労解消　免疫力アップ
旬　秋〜冬

にんにく　23・78・88・**90**

ねぎ　23・43・61・69・**76**
効能　冷え防止　せき止め
旬　秋〜冬

練りごま　85

のり 35・72
パイナップル 88
パクチー 77

は～ほ

はすの実 **40**
効能 不安解消　不眠解消　滋養強壮
パセリ **54**・75・82・89
はつ 48
パプリカ 30
バルサミコ酢 54・87
ピーマン 30・**57**
効能 頭痛解消　肩こり解消
旬 夏
豚肉 66・86・90
ブルーベリー 61・**66**
効能 眼精疲労解消
ブロッコリー **33**・67
効能 脳の活性化　老化予防　免疫力アップ
旬 冬
ほうれん草 31
ほたて 54・**59**・67
効能 眼精疲労解消　めまい解消　のぼせ解消
旬 春

ま～も

まいたけ 82・85
みそ 27・**37**・45・49・57・70・72・77・83
効能 熱をとる　不安解消
ミックスビーンズ 79
三つ葉 35・**42**・**54**・70
効能 不安解消　頭痛解消　肩こり解消
旬 春
ミント **54**
麦 76・77
芽ひじき 85

や～よ

山いも **32**
効能 滋養強壮　脳の活性化　不眠解消
旬 冬
ゆずこしょう **53**
ゆり根 **43**
効能 脳の活性化　不安解消　不眠解消
旬 秋～冬
ヨーグルト 45・**51**
効能 不眠解消　便秘解消

ら～ろ

ライチ 35・**39**
効能 不安解消　不眠解消
緑茶 77
りんご 88
ルバーブ **79**
効能 便秘解消　美肌
旬 春～秋
レバー **64**
効能 眼精疲労解消　貧血解消
レモン 30・41・46・53・67・73・76・90
れんこん **76**・87
効能 せき止め　アレルギー改善
旬 秋～冬

漢方の知恵で身近な食材をおいしく活用

家族の脳を元気にする楽うまごはん

著者：丁 宗鐵・浜内千波

協力：本田祥子、尋名賀友子、玉利沙綾香（ファミリークッキングスクール）

企画・構成	小林篤子（医道の日本社）
編集	呉星日（スタジオダンク）
編集協力	斎藤真理子
デザイン	橘奈緒
撮影	奥村暢欣（スタジオダンク）、田尻光久
スタイリング	露木藍（スタジオダンク）
イラスト	古夜冬考、種田瑞子
撮影協力	UTUWA

2015年8月10日　初版　第1刷

発行者　戸部慎一郎
発行所　株式会社医道の日本社
〒237-0068　神奈川県横須賀市追浜本町 1-105
電話　046-865-2161
FAX　046-865-2707

ISBN978-4-7529-7020-0
印刷・製本　図書印刷株式会社